脑机十讲

BRAIN COMPUTER
INTERFACE 10 LECTURES

陈言◎著

浙江教育出版社·杭州

图书在版编目（CIP）数据

脑机十讲 / 陈言著. -- 杭州 ： 浙江教育出版社，
2022.12
  ISBN 978-7-5722-4905-1

  Ⅰ．①脑… Ⅱ．①陈… Ⅲ．①脑科学－人-机系统－
普及读物 Ⅳ．①R338.2-49②R318.04-49

  中国版本图书馆CIP数据核字(2022)第224481号

脑机十讲
NAOJI SHIJIANG

陈 言 著

出版发行：浙江教育出版社

（杭州市天目山路40号 电话：0571-85170300-80928）

责任编辑：余理阳 洪 滔 　　　　　　**美术编辑**：韩 波
责任校对：余晓克
责任印务：沈久凌
图文制作：杭州林智广告有限公司
印刷装订：浙江海虹彩色印务有限公司
开　 本：710 mm × 1000 mm 　1/16
印　 张：17
字　 数：200 000
版　 次：2022 年 12 月第 1 版
印　 次：2022 年 12 月第 1 次印刷
标准书号：ISBN 978-7-5722-4905-1
定　 价：68.00 元

如发现印装质量问题，影响阅读，请与本社市场营销部联系调换。
（联系电话：0571-88909719）

前言

一起见证人类的未来

作为一名资深媒体人，在过去的几十年里，我见过许多有趣的人，而这些人里除了政治家就数科学家为多。通过和这些世界上重量级的科学家交往，我了解了他们在最前沿的科技领域的探索，不论是量子通信、人工智能还是当下最火的"元宇宙"概念。

都说科技是未来。如果有且只有一个选项，让我来介绍当今世界的"黑科技之最"，说说什么最能给人类带来未来，我一定会和你讲是"脑机接口"。你也许会好奇，在那么多炙手可热的黑科技概念中，为什么我会选这样一个听上去连名字都特别陌生的脑机接口呢？

答案是，可能没有哪项技术像脑机接口技术一样，会彻底颠覆我们人类文明的进程。

脑机接口技术的颠覆性在于，它在试图替代五万年来我们赖以为生的协作工具——语言。它要绕过语言，建立一个能让大脑和外界直接沟通的全新通道。

这可不仅仅会改变我们交流的方式，它还会赋予我们人类一系列"科幻级别"的新能力，比如用机械骨骼代替人体、用意识操控机器、移植记忆、全面提升大脑的算力……

到那时，我们就能够像下载一首歌或一部电影那样，从互联网上或者某一个存储器上下载知识与技能，想知道什么我们立刻就能知道。我们也能够记录、上传、分享记忆。到那时候，"脑联网"的设想也终将成真。

用一句话来说，脑机接口技术一旦实现，人类将一跃成为"神人"——正像以色列学者尤瓦尔·诺亚·赫拉利在他那本著名的《未来简史》中所预言的那样。

听起来特别不真实，对吧？其实，我刚才所说的这些功能，有许多现在已经实现了。科学家对脑机接口技术的研究已经扎扎实实地开展了几十年。他们不仅在实验室里取得了许多惊人的进展——以"脑机接口之父"米格尔·尼科莱利斯为代表的科学家对脑机接口技术的研究早就突破小白鼠、恒河猴等动物实验，进入对人类大脑的探索阶段。许多看起来极具科幻色彩的研究成果一定会让你惊掉下巴。

在实验室之外，埃隆·马斯克等人也在不断推进脑机接口技术的商业化。马斯克创建了Neuralink公司，每年8月份面向全球发布最新成果。在Neuralink最近发布的一个视频中，一只9岁的恒河猴一边吸着奶昔，一边轻松地玩着乒乓球电子游戏。神奇的是，这只猴子用来操控游戏的不是手柄、鼠标或键盘，而是"意念"。马斯克坚定地相信Neuralink的意义将远超特斯拉和SpaceX——后者的目标是改造人类现有的生活，而Neuralink公司想做的是重新定义人类的未来。

与此同时，像人工耳蜗这样的脑机接口产品，也已经开辟了每年上亿美元规模的市场。许多知名人士相信，在这个领域开辟一个千亿美元级别的市场只是时间问题。

由于这项技术的前景实在太具有战略意义了，以至于全球各国都把它视为"兵家必争之地"。中国、美国、欧盟、日本纷纷启动了百亿美元级别的国家级大脑研究计划。而脑机接口技术正是脑科学与计算机科学两个领域碰撞的焦点。如同人类基因组计划重塑了人类科学景观一样，越来越多的人相信脑机接口技术的突破不仅能让我们更深入地了解我们的大脑，促进脑科学与神经科学等基础学科的发展，也将更深更广地重塑人们的生活方式，从根本上引发政治、经济、社会、文化等的大变革。

请你想象一下下面的场景：

一旦人类大脑的奥秘被破解，情感、意识与思想的密码也会被破译，创建一个大脑的复制品将成为可能，这会引出一个最终的哲学命题——

我是谁？

不知你是否想过：当意识可以被上传至计算机，或者大脑的复制品，人类是否将实现数字化永生？当肉身衰亡，我们的意识能否永恒存在？当我们终有一天战胜了死亡，我们是人还是"神"？到那一天，我们是完成了人类的终极进化，还是走向了人类这一物种的灭绝时刻？

也许在遥远未来的某一天，意识将彻底抛弃肉身在星际间漫游，正如未来学家所推测的那样，这并不违反物理学定律。从现在算起的几百年后，我们可以将整个神经蓝图放到激光束上，发射到深空，穿越虫洞，抵达时空的尽头，也许这才是人类（如果那时还能称之为人）探索星辰大海的终极方式。

一个辉煌的、将重塑人类命运的、崭新的科学景观，现在真正打开了。我们正在进入一个全新的"脑机接口"时代。

我现在邀请你和我一起踏上这场关于脑机接口技术的最前沿的科学之旅，我保证你将会更深刻地理解那句源自古希腊时期的箴言——

"认识你自己。"

当然，你肯定会好奇：脑机接口到底要如何实现？它现在进展到什么阶段？为什么说只有脑机才能定义人类进化的未来，其他黑科技不可以吗？

在这本书里，我会用三个部分十个小节，也就是用十讲，来回答你关心的问题。所以，我把书名定为《脑机十讲》。

在第一部分，我会用三个小节，也就是三讲，为你讲解脑机接口的基本原理。

这里的"脑"，指的是大脑以及神经系统；而"机"指的是外部设备，包括机械臂、外骨骼、电子皮肤等。所谓"脑机接口"，就是把我们大脑里的想法（脑）直接通过它（脑机接口）传递给外部设备（机），甚至直接传递给其他人的大脑（脑）。

在这一部分，我会带你重新认识你的大脑，告诉你关于大脑的许多奇怪但你又不得不知道的冷知识；我还会告诉你大脑的可塑性原理为什么对脑机接口技术格外重要；当然，你还会看到在当今世界最先进的实验室中正在发生的事情——科学家怎么采集大脑的信号，让计算机能真正读懂大脑——我敢保证，有些场景一定会惊掉你的下巴。

在第二部分，我会用四个小节，也就是四讲，为你讲解脑机接口的现实应用。

我搭建了一个四层的"脑机金字塔"，这是一个从出发点到终极目标的清晰路径。通过攀登这个金字塔，你会看到脑机技术如何能让你从人跃迁为"神"。

脑机金字塔的底层是"修复"，指的是脑机技术如何修复身体机能。举例来说，让瘫痪病人重新站起来行走，让失明的人获得视觉的功能。这是发展脑机接口技术的初衷，因此也是实验室里研究最深入的一项应用。你可能听过 2014 年巴西世界杯上，尼科莱利斯用一套"外骨骼"系统让瘫痪多年的巴西青年为世界杯开出第一个球的故事，但你一定不知道，这里面的技术复杂性非常高，挑战性也非常大——许多媒体特别热衷于将"外骨骼"系统想象成钢铁侠的"机械战甲"，而我会带你一起拆解这套神秘的"外骨骼"，让你看到它真正的神奇之处——它的能量要远远超出科幻电影的想象。

脑机金字塔的第二层是"改善"，指的是利用脑机技术改善我们的精神状态，比如提高注意力、提升睡眠质量，甚至激发"心流"体验等。这是脑机技术目前离商业化最近的应用。在这一部分，我将为你介绍国内外"极客"们的探索。在这里，你能看到一群富有冒险精神的企业家是如何让科学家的实验成果走出实验室的——这一点非常重要，甚至可以说至关重要。

脑机金字塔的第三层是"增强"。运用最新的脑机接口技术，我们有可能在不久的将来拥有记忆移植、增强大脑算力的能力。你可以想象一下电影《黑客帝国》中的情景，主人公尼奥通过后脑的"插头"就能瞬间实现下载记忆、变身武林高手、掌握人类所有语言、拥有天才一般的计算能力……这些情景终有一天将发生在我们每个人的身上。这也正是脑机接口领域的研究人员正在做的。在这一讲中，我将重点为你介绍脑机接口技术在记忆移植和增强大脑算力方面的尝试和实验。

脑机金字塔顶层是"脑脑互联"。如果我们把思考的尺度从人类个体扩至人类群体会怎么样呢？在顶层，我们一起来看看脑机接口将如何颠覆"语言"这种低效的沟通方式，以及为什么这件事可能会创造出一种全新的"群体智能"。

如果这四层金字塔的应用都实现了，那我们人类就真的靠技术的力量实现了终极的进化。

不过，这一定是好事吗？和机器完美融合之后，我们到底是"人类"，还是"机器"呢？我们的脑数据安全又如何保障呢？到那时我们还拥有孜孜以求的自由意志吗？

第三部分，我们会再次回归现实。我会用三个小节，也就是三讲，来探讨脑机接口给人类社会带来的伦理挑战和对文明的冲击。

马斯克曾经做过这样一个论断：脑机接口，相当于给人类的大脑添加了一个叫作"数字化第三层"的新结构。这个新结构会让我们的智能大幅度增长，超越我们的生物极限。这是什么意思？能实现吗？马斯克为什么在人工智能与脑机接口之间选择了后者呢？在这里，我也会带你一起寻找答案。

如果你准备好了，现在就跟我进入脑机接口的世界，看看人到底是怎么进化成"神"的。

但是，首先，让我们回到一切开始的地方。

目录

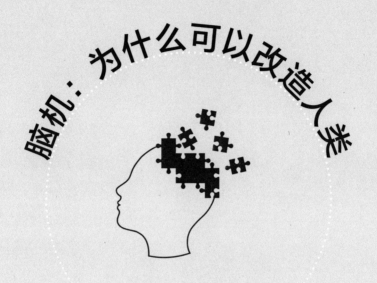

脑机：为什么可以改造人类

第 1 讲

在开篇，我想一定要先解决你最好奇的问题：脑机接口为什么可以"改造"人类？

要讲清楚这个问题，首先要重新认识你的大脑。不同于中学生物课，这堂课将带你坐上"时空穿梭机"，穿越时空俯瞰你的"大脑诞生史"。

故事要从 6 亿年前讲起。

6 亿年前，我们称之为世界的地球仍处于一片死寂。

虽然那时地球上已经出现了生物，但它们十分低等，还没有进化出任何神经。没有神经，也就意味着无法移动、无法思考，也无法处理任何形式的信息。所以，它们只是存在于这个世界上，寂静地等待着死亡。

过了很久很久，也许是 1 亿年吧，地球上出现了水母。

万万想不到吧！水母是地球上最古老的史前生物之一，至今已经存活了 5 亿年，比恐龙存在的时间还要长。众多千奇百怪的水母中，最为神奇的一种就是"不死水母"。之所以叫"不死水母"，是因为理论上这种水母真的"不会死"！它们在身体老化之后，会自行将身体"分解"成多个部分，每一个部分都能独立存活，并且长成新的个体，同时保留着母体的基因。更重要的是，水母进化出了生物界第一种神经系统——

神经网。

水母的神经网可以让它搜集到周围环境的重要信息，以避开捕食者，寻找食物。拥有接收和处理信息的能力意味着水母可以对周围环境的变化做出反应，提高生存繁衍的概率。

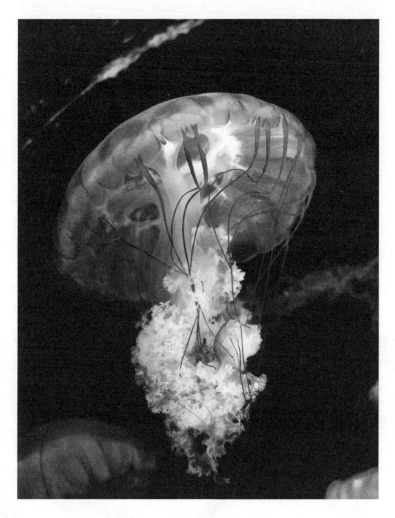

图 1-1　有"不死水母"之称的灯塔水母

不久之后,另一种更有"想法"的动物——扁形虫——出现了。

扁形虫"发现",如果神经系统里有一个可以掌管一切的"最高统帅"，它便可以处理更多的事情。这位"统帅"位于扁形虫的头部，并且规定身体内的所有神经都要把搜集到的信息直接向"他"汇报。因此，跟水母的网状神经系统不同，扁形虫的神经系统更像一条笔直的高速公路，所有的信息都通过这条"公路"在"最高统帅"和其他神经之间来回传递。

实际上，这种神经系统就是生物界第一个中枢神经系统，而扁形虫头部的"最高统帅"就是最原始的——

大脑。

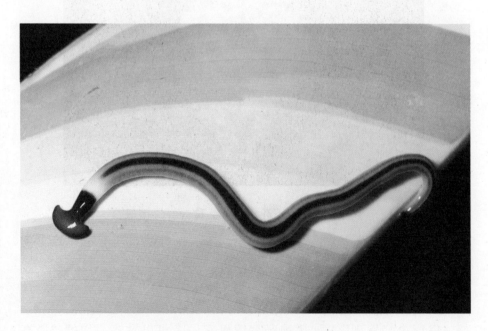

图 1-2　扁形虫及其"原始大脑"

这种最原始的大脑被称为"爬虫脑"，它只能控制生命的基本功能，只为生存，没有"情感"。

随着时间的流逝，地球上的动物进化出各种复杂的生命系统，它们每天从外界环境中接收到的信息越来越多、越来越复杂，"最高统帅"们疲于应付，就快要忙不过来了。

又过了一段时间，哺乳动物出现了。作为动物王国的新生代，它们的生命系统要复杂得多。它们的心脏需要跳动，肺部需要呼吸，消化系统也不能停，但是除了生存所必需的功能以外，哺乳动物要操心的东西还有很多。它们选择了群体生活的方式，它们靠哺乳抚育后代，它们还拥有了爱、愤怒和恐惧等复杂的情感和情绪。

在此之前，爬虫脑只需要应付爬行动物和其他更简单生物的需求，但是要应付哺乳动物的话就太难为它了。于是哺乳动物就进化出了一个可以辅助爬虫脑的"次级指挥官"，用于处理这些新出现的需求，这就是最早出现的边缘系统，又被称为"哺乳动物脑"。

在接下来的 1 亿年里，哺乳动物的生活变得越来越复杂。直到有一天，"最高统帅"和"次级指挥官"发现"他们"的指挥室里多了一个"新人"。这个不知道从哪里冒出来的"婴儿"其实是新皮质的雏形。虽然一开始"他"不太会说话，但经过从灵长类到类人猿再到原始人类的进化历程，"他"也从一个"婴儿"逐渐成长，最终成为一个对各种事情都有一套自己想法的"少年"。

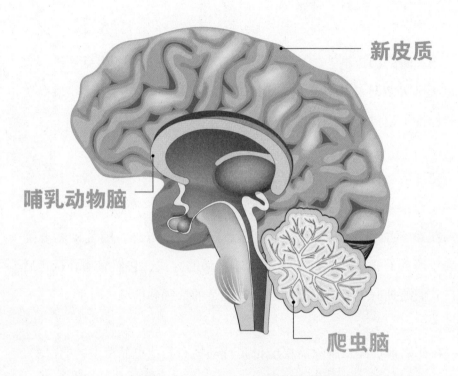

新皮质

哺乳动物脑

爬虫脑

图 1-3　大脑简易"进化史"：爬虫脑—哺乳动物脑—新皮质

接下来的几百万年里，这个"少年"变得更加成熟和睿智，"他"给出的主意也越来越好，比如"他"发现了取火的方法，还学会了制作长矛。"他"教会人们分工合作，用集体的力量狩猎、采集。人们获得了更多的食物，原始人的部落开始形成，并一步一步扩张自己的领地。

但这个"少年"最厉害的本事还是思考。大约 10 万年前，"他"

产生了一个突破性的想法。人类大脑的发达程度已经足以理解这个现象：虽然"石头"这个发音并不是石头本身，但它可以作为石头这个物体的一个符号，即用于指代石头的一个发音。原始人类就这样发明了——

语言。

很快，各种各样的东西都有了自己的名称。到了 5 万年前，人类已经可以使用完整、复杂的语言进行交流了。

语言的出现让人们开始相互分享各种事情，其中最有用的分享是他们已经学会的东西。如果一个人吃了某种果子后呕吐、肚子疼，他就可以用语言将这个惨痛教训分享给部落里的其他成员，而其他成员也会用语言教会他们的孩子，他们的孩子又会把它传给自己的孩子。这大概就是"知识"与"智慧"的起源。

语言的存在，使得那些由最聪明的人顿悟出来的智慧得以一代又一代延续下去，不断累积到部落的知识库中。后来的每一代人在出生时就拥有了这座知识库，于是他们就可以在老祖宗的智慧的基础上获得更好的新发现，部落的知识库也因此变得越来越庞大和高级。

知识与智慧变成了一场盛大的代际集体协作。语言赋予人类个体以群体的智慧，这种智慧远远超过个体的智慧。同时，使用语言互相交流的能力也让人类得以形成复杂的社会结构，加上农业和动物驯养等先进技术的出现，到了 1 万年前，城市的雏形开始出现。

很快，随着社会分工的细化和农业水平的提高，很多人从劳作中解放了出来，开始产生各种各样的想法。不久，他们就实现了一个新的巨大突破——

书写。

历史学家认为，人类大约在 6000 ～ 5000 年前开始记录东西。在此之前，集体知识库只能保存在人们的记忆中，而且只能通过口耳相传。这个系统在小型部落里还行得通，但是对于在大量人群之间共享的庞大的知识体系，仅仅依靠记忆是难以维持的，许多知识也会因此而失真。

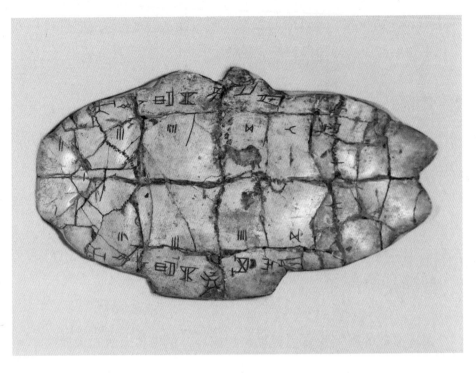

图 1-4 世界上最古老的文字之一——甲骨文

如果说语言可以让人类将想法从一个大脑传递到另一个大脑，那么书写就可以让他们把想法刻在实物上。当人类开始在羊皮纸或竹简上写字时，那些需要口述数周才能传达的大量知识就可以被压缩成一本书或一个卷轴。

现在，人类的集体知识库开始以实体形式存在，它们正被整齐地排列在公共图书馆和学校图书馆的书架上。这些书架成为人类进行所有活动的巨型指导手册。这些手册教会了我们有关贸易和货币、造船和建筑、医学和天文学方面的各种知识。每一代人在出生时都可以拥有比以往更高层次的知识和技术基础。

接下来，印刷术的发明大大加速了这个进程。尽管从现代技术的角度看，印刷术并不是什么惊人的发明，但它实现了人类信息传播能力的一次巨大飞跃。这种技术在此后的几个世纪里得到了迅速发展。批量印刷的图书让信息可以像野火般蔓延，当图书的印刷成本变得越来越低时，教育便不再是精英阶层的特权，普通百姓也看得起书了，人们的识字率得到了极大的提升。一个人的想法可以触达数百万人，大众传播时代开始了。

大量涌现的图书让知识可以跨越国界，世界各地的知识库终于融合为一个全人类共享的最高知识库。随着大规模沟通能力的提升，人类也开始变得越来越像一个统一的有机体，这个有机体的"大脑"是人类的集体知识库。

接下来，时空变换突然开始加速。短短200年间，世界发生了翻天覆地的变化，蒸汽时代与电气时代相继来临，马车变成了汽车，书信变成了电话，烛火变成了电灯，产业工人变成了工业机器。我们翱翔在天空，漫游在太空，收音机、电视重新定义了大众传播。一个全新的世界出现在人类眼前，一个人的思想可以立刻被投射到亿万人的大脑之中。

时间来到 20 世纪中叶，人类开始了有史以来最具创造力的一项发明——

计算机。

很久以前人们就发现，创造价值最好的方法是发明可以创造价值的机器。机器在很多类型的工作中都做得比人类更好。我们将上肢的工作外包给了工厂机器，下肢的工作外包给了发动机。现在，如果可以把大脑的工作也外包给机器，那会怎样呢？

20 世纪 40 年代，世界上第一台电子计算机诞生了。一直以来，人类只能独力完成所有的运算工作，计算机的出现改变了这一点。事实证明，这种用于信息存储、组织、处理的机器极大地提升了所有需要运算的工作效率，计算机开始成为企业和政府日常运作的核心助力。

20 世纪 80 年代后期，个人计算机走进了人们的生活，成为人们生活中的帮手。

接下来，另一个飞跃出现了。20 世纪 90 年代初期，数百万台"独立的"计算机开始了互相沟通，它们逐渐形成了一个全球范围的计算机网络，一个新的"巨人"——互联网诞生了。信息在这个系统中以光速传递。互联网提供了即时、免费又易于搜索的方式，让数十亿人能够接触到完整的人类知识库。这让人类成为一个更聪明、更高效的学习者。

计算机的出现颠覆了人类的世界，它承接了许多人类的脑力工作，让人类可以更好地生活，但是仍然有一种脑力劳动是目前的计算机无法胜任的：思考。

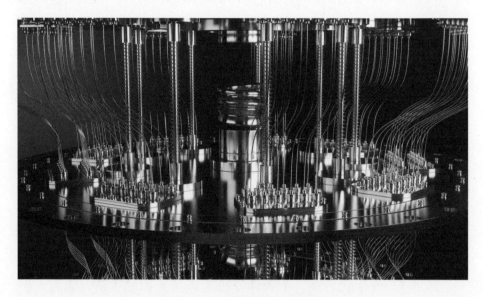

图 1-5　中国量子计算机

计算机可以运算、组织和运行复杂的软件，这些软件甚至可以自我学习，但它们无法以人类的方式进行思考。而终极的大脑延伸工具必须能够进行真正意义上的思考，虽然我们不知道计算机能够独立思考时将会发生什么。也许有一天它会睁开眼睛进化出意识，成为一种人类大脑无法理解的超级智能。那时的人类将面临怎样的命运?

我为什么要告诉你这些?这些同我们要聊的话题"脑机接口"又有什么关系?

在写《脑机简史》的过程中,我有幸采访了包括"脑机接口之父"尼科莱利斯教授在内的科学家和知名学者。与他们的交流让我认识到,有些问题必须放进更大的时空坐标系中去讨论,才能真正认识它们的意义。

大自然用 6 亿年进化出了人类的大脑,人类大脑用 10 万年制造出了机器大脑,如今,我们正处于超级智能诞生的前夜——而只有将"脑机接口"这个命题置于这个时间轴上,你才能明白这项技术对于人类的未来来说可能意味着什么。也只有用这样的思维方式,你才能真正理解为什么我们要认真地探讨"脑机接口"这个话题,也才能明白为什么世界上有那么多聪明的大脑都在为此孜孜不倦地工作。

与"大热"的人工智能或者智能机器人相比,脑机接口获得的公众关注度还不算高。虽然马斯克已经连续数年在全球发布会介绍他的 Neuralink 公司最新的脑机接口项目进展——2019 年讲的是手术机器人和阵列脑电极芯片,2020 年讲的是进行了活体植入的三只小猪,2021 年讲的是一个能够通过脑波无线信号玩乒乓球游戏的猴子,但这些话题还是主要停留在粉丝和媒体圈子里,热度也有限,远远赶不上风靡全球的AlphaGo或大狗机器人。一个重要的原因是，这个细分领域实在是太专业了，整个行业的发展也还停留在初创阶段。

然而，在读完近百万字的论文和原始资料后，我确信，无论是从它们所采用的大胆的工程技术还是从其所肩负的伟大使命来看，这几个一度引发话题的小猪、猴子的案例对人类未来的意义都将远远超越AlphaGo。

如果有一天你站在一个足够远的未来回头看，你也许会发现，"三只小猪""游戏猴子"正是人类命运的转折点，它们与人类的生死存亡息息相关。对此，我坚信我今天的说法一点都不夸张。

我感觉自己就像是乘坐时间机器去了未来，现在我回来告诉你，未来的可能性已经超越了你的想象。但是在我带你坐上时空穿梭机前，我们需要先掌握"缩放思考"的能力——刚才，我们缩短了地球生命6亿年的进化史，接下来，我们要将自己缩小，钻进自己的大脑里看一看。

我们将从大脑开始，这是我们学习脑机接口的起点，然后我们才能具备讨论这个疯狂话题的基础知识。只有这样，我们才能明白为什么那些聪明的大脑认为脑机接口对于人类的未来而言如此重要。等我们讨论到最后的时候，整件事也就豁然开朗了。

首先，请看这张图，你的大脑就长这样，请你记住它的样子。

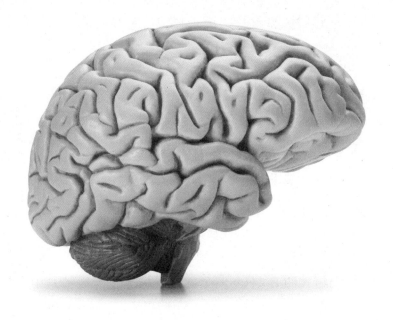

图 1-6　人类大脑模型

看着它，我不时会陷入深深的困惑中。时至今日，这个世界上最聪明的大脑对大脑的了解程度，也就差不多与 16 世纪初人类对整个世界地图的了解一样。

著名科学家施一公教授在一次演讲中问大家："如果大脑总共包

含的知识长度是 1 千米，我们已经在这个路程上走了多远？"在场的人有回答"二分之一"的，有说"三分之一"的，有说"四分之一"的，但是这位教授给出的答案却是"1 厘米"。

关于大脑，至今还有无数未解之谜。这些谜团是宇宙中最令我着迷的事物，它们诱惑着我，让我脑中的神经元闪烁着恒星一样的微光。不知你是否也曾想过：

——人的大脑大约只有 3 磅（约 1.36 千克）重，并且其中的 75% ~ 80% 都是水，其余的主要成分是脂肪和蛋白质。为什么这三种平平无奇的物质，凝聚起来竟然带来了思考、记忆、视觉、爱恨、审美等种种最奇妙、最复杂、最难以解释的人类的情感、意识与思想？

——我们现在知道，人类的智力来源于神经元之间的复杂的纠缠。人的大脑大约有 1000 亿个神经元，大致与银河系中的恒星数量相同。每个神经元又与成千上万个其他神经元相连，建立起数万万亿的连接。那么无时无刻不在神经元之间闪现的电脉冲是怎样工作的？它们携带着怎样的信息，又是如何塑造了我们的思维？神经元之间复杂而神秘的连接是如何产生宇宙中最精妙的智慧的？

——你可曾意识到，你对世界所有的认知，都是来自一个从未亲眼见过这个世界的器官。大脑存在于寂静与黑暗之中，它没有疼痛感受器，正是这样一团被禁锢在颅骨之中的"糨糊"塑造了你的世界。

大脑是完全感觉不到疼痛的。对你的大脑来说，世界只是一股股电脉冲。在电波组成的浩浩汪洋中，大脑为你创造了一个活色生香、如此可爱又引人入胜的世界。在这个意义上说，你的大脑就是你，其他一切都只是管道和支撑。这是一个多么巨大的悖论啊！

作为一项纯粹的奇迹，人类对大脑的认知却远远落后于宇宙中的其他东西。因为我们无法直接"看到"自己的大脑。在极其漫长的岁月里，科学家只能通过对去世的中风患者的脑解剖来研究大脑的哪一部分出了故障；或者利用电极探针探测病患大脑，将得到的信息慢慢地、耐心地拼凑起来，确定大脑的哪一部分影响哪种行为。

400 年前，望远镜的发明几乎一夜之间促成了人类天文学的飞跃。这是自古以来最具革命性的仪器之一，在望远镜发明后的 20 年间，人类所学到的东西比过去 2000 年的历史总和还要多。像望远镜的发明一样，在即将进入 21 世纪的时候，磁共振成像（MRI）、脑电图（EEG）和各种先进的脑部扫描仪极大地改变了大脑的研究状况。突然，这些机器让我们可以看到心智与意识在活的、思维着的大脑中的涌动。同样，我们在过去的 20 年中对大脑的了解比之前所有的人类历史的总和还多。并且意识，一度被认为是遥不可及的意识，终于"站"在了舞台的中心。

而这其中最关键的突破，就是神经科学家重新理解了大脑的可塑性。在这个过程中，我们才知道，脑机接口真的可以用来"改造"人类。

我先问你一个问题：如果你是个驾驶经验丰富的老司机，你有没有体验过"人车合一"的感觉呢？

所谓"人车合一"，就是你开车的时候，对外界的感觉从自己的身体扩展到汽车的车体。我拥有 20 年驾龄，开车时只需瞄一眼，不用思考和计算就能知道车头距离前车尾灯有多远。

你也许会说，这有什么好奇怪的，这不就是长期练习之后形成的经验嘛！在神经科学家看来，这可没有这么简单，"车感"这种现象和大脑的可塑性有关。这种可塑性的概念很宽泛，不过我在这里要说的可塑性是——大脑能重新定义身体的边界。

大脑定义身体边界，这个概念和我们的常识非常不同。一般我们认为，自己身体的物理边界是不会改变的——总不会凭空多出一只手或者一只脚来吧？

前面我们说过，关于大脑的一大悖论，就是你的大脑从形成那刻起就安安静静地待在你的颅骨之中，那是一个寂静、漆黑的世界。它从未真正"看过"这个世界本来的样子，它只是通过你的身体搜集信息，为你构建了一个看起来活色生香的"真实"世界。对于大脑来说，你的眼睛、鼻子、嘴巴、耳朵，你的整个身体就是一个传感器。大脑在做决策时，要先接收身体传过来的信号，然后根据这些信号做出判断，再给身体发指令。打个比方，这就像一个军队指挥官，要先听一听侦察兵带回来的消息，再下达作战命令。

这么说有点抽象，我来举个例子吧。

当你发现一只蚊子停在你的手臂上，你会直接把它拍死，完全"不经思索"。这个看似无比简单的过程，其实背后有一个"大脑指挥官"和"身体侦察兵"互动的"神经回路"。

严格来说，这个"神经回路"包含以下这些环节：

1. 当一只蚊子落在你手臂上时，它碰到你的皮肤，从而刺激了那里的感觉神经。

2. 感觉神经受到激发，开始向你的大脑发出信号。

3. 信号经过脊髓（神经网络），到达你脑中的体觉皮质的神经细胞。体觉皮质通知运动皮质："我的手臂上有一只蚊子，你得想办法搞定它。"

4. 运动皮质向专门负责手臂肌肉的神经细胞发出信号，经过脊髓传递到手臂的肌肉。

5. 相关神经元的轴突末梢会刺激你的手臂肌肉，让它们产生收缩，完成拍死那只蚊子的动作。

而如果在你身上的是一只蟑螂，你的杏仁核还会很可能让你发出一阵尖叫，还有什么比"小强"更恶心的东西呢？

听起来还是比较复杂？好吧，你只需要记住，你手上的感觉细胞感觉到蚊子正在叮咬你。这个信息就通过身体里的神经网络，传递给了大脑。大脑判断："拍死它！"然后大脑把信号再传递给手的肌肉细胞，命令你的手拍死那只该死的蚊子。

这就是一个典型的"神经回路"模型。

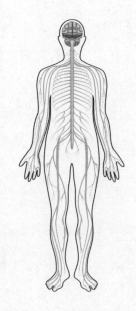

图 1-7　人体神经系统

但是，所有的情况都是这样的吗？会不会大脑这个"指挥官"，并不是时时刻刻都得听"侦察兵"的呢？

我们再来看一个"幻肢"的例子。

贾斯汀是一个阳光漂亮的姑娘，不幸的是，在 20 岁那年，她遭遇了一场严重的车祸，为了保住性命，医生不得不截掉了她的左腿。尽管截肢手术非常成功，在安装假肢以后，贾斯汀就能重新走路，但是在此后的 15 年中，她经常感觉到已经失去的左腿还在自己身上。不仅如此，这条并不存在的左腿成了她的噩梦，她常常感到左腿无比瘙痒还伴有抽筋般的疼痛。巨大的痛苦让她生不如死，甚至一度产生了自杀的念头。

和贾斯汀一样，很多患者在失去肢体后很快就会出现一种奇怪的感觉，仿佛那个肢体还在自己的身上。糟糕的是，80%的截肢患者居然还感到"幻肢"发热、发冷、疼痛、瘙痒等。从发病率的统计资料来看，临床上约 70% 的截肢患者会伴有幻肢痛，其中 5%～10% 的截肢患者会出现严重的幻肢痛。幻肢痛成为很多截肢患者最为恐怖的噩梦。

你发现问题所在了吗？如果按照刚才我们说的"神经回路"模型，那幻肢痛就太奇怪了。贾斯汀的左腿这个"侦察兵"都不存在了，那么是谁在给大脑提供反馈呢？

在很长一段时间内，幻肢痛都是困扰医生和科学家的一个谜团。

全世界最好的医生都无法解释那条明明不存在的腿为什么会给患者制造出巨大的疼痛感。直到一位著名的神经科学家拉玛钱德兰找到了解决方法。谁都想不到，他竟然用一个十分简单的"镜箱"设备，就把幻肢痛给治好了。

镜箱，即一面镜子和一个纸箱的组合。它的原理很简单，就是病人把健全的手伸进箱子里，通过镜子的反射，他以为自己失去的手还在。病人活动那只健全的手，会以为在活动幻肢。一段时间之后，疼痛感居然减轻了。

关于镜箱的构造，你看一下这张图片，一下子就能明白。

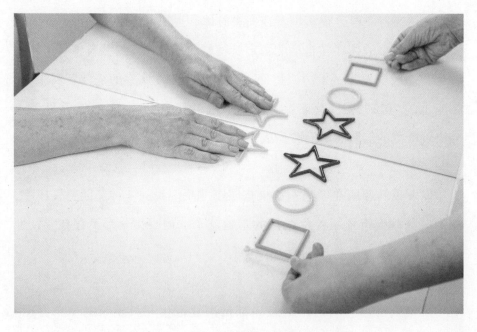

图 1-8　镜箱设备

神奇的"镜箱疗法"

在拉玛钱德兰教授发明的这个神奇的实验中，镜子被垂直插入一个顶部被去掉的纸壳箱中。截肢患者将他们完好的胳膊伸到纸箱前面，这样镜子中的胳膊就盖在了幻肢的位置，这会让截肢患者产生一种幻肢重新长出来的错觉。当截肢患者移动他们确实存在的胳膊时，会觉得幻肢也遵从着相同的指令运动。

使用"镜箱疗法"的6个截肢患者说，他们觉得好像在看着幻肢运动，并会产生两只胳膊现在都能活动的错觉；4个截肢患者利用这种新得到的能力，放松并松开了紧攥着的虚幻的手，从而缓解了痛苦的痉挛；有一个截肢患者每天对着镜子练习10分钟，3周后，他虚幻的胳膊和肘部彻底"消失"了，幻肢痛也随之消失无踪。

"镜箱疗法"的发明成功地为许多截肢患者减轻了痛苦。医生记录了一个下肢截肢患者的病例：把一面镜子放在其两腿之间并遮住残肢，但能完整地照到好腿，让其产生有两条好腿的错觉。每当疼痛、瘙痒出现的时候，就让截肢患者活动好腿，同时想象自己在活动截掉的腿，或者用手按摩好腿，并抹上止痒药膏，在镜子中看起来就像是给另一条腿治疗。这样可以糊弄大脑，让其以为自己还拥有那条腿，从而清除大脑中的神经错乱。截肢患者每天治疗15分钟，每周治疗5天，过了1周疼痛就减轻了，4周后跟对照组相比疗效更加显著。

那为什么这么简单的一个设备，能解决困扰科学家多年的难题呢？

拉玛钱德兰认为，幻肢现象是因为失去的手，仍然被大脑定义在身体的边界之内。具体来说，这是由于大脑已经有了对身体的全局洞察，它自己会对身体有个预判，认为还能指挥这只手。但手却没法给大脑反馈。所以，当大脑频繁指挥，比如说让手活动，手却一动不动的时候，大脑就会认为这只手瘫痪了，于是就有了僵硬或者疼痛的幻肢感觉。

而镜箱所做的，其实就是用错觉告诉大脑："看！你的手就在这里，你能指挥它！"那么之前感到的痛感，通过活动这个幻肢，就逐渐消退了。

你看，神经科学家就这样巧妙地通过欺骗你的大脑，从而"治好"了你的幻肢痛。

好的，讲到这里，才是我们讨论"脑机接口"的起点。因为至此，一个最关键的问题被提出来了，那就是——

既然大脑可以随意修改身体的边界，那机器能不能被囊括进这个边界呢？

要回答这个问题，我们其实需要解开另外一个谜团：当身体边界发生改变的时候，在大脑里究竟发生了什么呢？

还是幻肢的例子给了我们启发。拉玛钱德兰发现，幻肢痛患者的大脑的确发生了一些真实的改变，他们的大脑皮层进行了"重组"。你一定知道，大脑皮层相当于人的中央处理器。日常生活中我们大部分的行为和复杂认知，比如视觉、听觉、说话、运动、思考，甚至你的性格、情绪，都跟大脑皮层有关。

请你再次回想一下前面那张大脑的图片。没错，那个布满了褶皱和沟壑的最外层，其实就是大脑皮层。

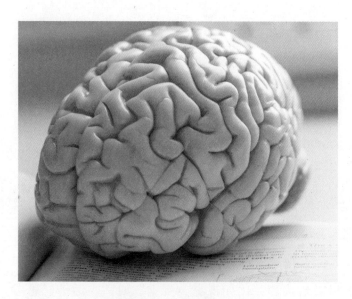

图 1-9　大脑皮层

　　一般来说，大脑皮层上的区域，跟身体的感觉、运动，有比较明确的对应关系。比如指挥手有一个专门的脑区，指挥脸的又是一个不同的脑区。

　　可是拉玛钱德兰在研究幻肢的时候却发现，他刺激病人的面部神经时，竟然让病人觉得，自己的幻肢有受刺激的感觉。

　　神经科学家用脑磁图的技术观测发现，在大脑里面，指挥手的脑区已经不活跃了，但是刺激脸的时候，那部分的脑区又被激活了。换句话说，面部的脑区，已经霸占了幻肢原来对应的脑区。

"镜箱疗法"之所以有效，就是因为让大脑纠正了这个"错误"的对应关系。大脑皮层和身体恢复了原来的指挥和被指挥关系以后，疼痛感也随之减轻了。

所以，回到我们最初所说的，大脑和身体的关系问题。

幻肢的例子让我们看到，大脑并不是时时刻刻都要依赖身体这个"侦察兵"。大脑这位"指挥官"，对身体有一个全局的洞察，有它自己关于身体边界的世界模型。

不过，大脑的全局洞察是可以被重塑的，皮层的重组，就是大脑可塑性的一种体现。

这里我们需要进行一些专业的解释，不过不用担心，你只需记住一点：治愈幻肢痛的"镜箱疗法"，以及科学家所做的其他一系列实验，都已经证明了大脑能够主动塑造身体存在的边界。并且，最重要的是，大脑对"身体意象"的定义并没有止步于我们这副皮囊。与之相反，一系列研究显示，就像人类能够熟练使用人造工具一样，大脑也会将这些工具同化为自己的一部分，使之成为与身体无缝衔接的真实外延。

这是什么意思呢？举个例子，就像经验丰富的老司机常常有"人车合一"的感觉一样，杰出的钢琴家或足球运动员，他们的手指或腿脚也早已经与钢琴或者足球完美融合。这不仅仅是长期训练之后的肌肉记忆，在神经科学家看来，这些工具（车、钢琴或者足球）就是大脑中对你的手、脚等任意一个身体部位的"神经外延"。

然而，并不是只有肖邦那样的钢琴大师或者罗纳尔多那样的世界级球星才拥有这种天才的技巧。在神经科学家看来，我们每个人的大脑中不断进行着的工作，就是时刻不停地同化我们附近的一切工具，根据永无停息的信息流来更新我们的"自我形象"。人类的大脑具有卓越而独特的能力，这不仅使人类成为自然选择所孕育的最高级的工具制造者之一，还使人类成为如饥似渴的"工具结合者"。大脑不停地忙着把我们的衣服、手表、鞋子、汽车、鼠标、餐具等日常用具加入我们不断扩展的身体表征中。

如果将这些观点发挥到极致，脑机接口技术的应用便有了理论支撑。

当我们学会了让大脑直接与人造工具进行互动，大脑就会把这些工具同化为我们身体的一部分。对某些人来说，未来大脑与机器的融合听起来可能令人感到恐惧，甚至觉得这会是人类的终结，我却对此完全不赞同。事实上，我相信，大脑对融合工具的渴望将开启人类进化的新篇章，它将为我们延展身体的边界，甚至以非常独特的形式达到"永生"。

在人机融合上，有一种比较成熟的脑机产品叫 BrainPort（大脑港），这是一种能让盲人用舌头"看见"世界的神奇装置。

听起来就很不可思议吧？这项技术是在"感官替代之父"巴赫里塔教授的实验室里做出来的。这个神奇的仪器外形像一副墨镜，经由细细的电线同一个"棒棒糖"式的塑料片连在一起。盲人只需要将"棒棒糖"含在嘴里，再戴上墨镜。墨镜会收集图像信号，比如说形状、大小、深度、角度，这些信号被转化为不同的电刺激，通过藏在"棒棒糖"里的芯片刺激盲人的舌头表面神经，并将这种刺激传到大脑，接下来大脑再将这些刺痛感转化为图像。这样，盲人就通过舌头"看见"东西了。

在使用之前，经过不到 20 小时的培训，盲人就可以辨别装置发过来的图像信息。随着训练量的增加，舌头的感觉皮层会侵占视觉皮层，舌头变得更加敏锐，能辨别更清晰的图像。

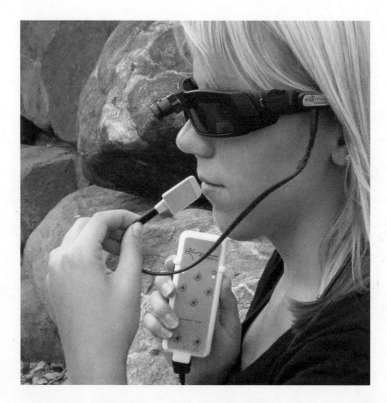

图 1-10 　脑机产品 BrainPort

好了，总结一下。在这一讲，我们通过幻肢的例子，看到了大脑惊人的可塑性。这种特质让我们可以利用机器修复身体的机能，这也是我们做脑机接口的初衷。

更重要的是，这让我们看到人机真的可以融合。在未来，机器可能不仅仅是我们的工具，还是我们身体的一部分。我们操控机械臂的时候，也许会形成像"车感"那样人机合一的感觉。

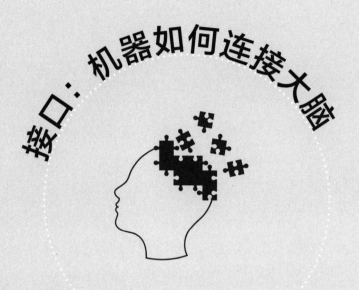

接口：机器如何连接大脑

第 2 讲

说到脑机接口，很多人就会想到电影《黑客帝国》。在影片中，只要往主人公尼奥的后脑连一个"插头"，他一下子就能进入虚拟世界，他的意识、思想、情感等所有大脑中的东西就能直接"同步"给计算机。简单来说，这个"插头"就是科学家们要做的"脑机接口"。

但这个"插头"仅仅只是科幻电影的想象而已。现实中，科学家做脑机接口面临着一个很实际的问题：人的大脑里发生的活动，比如思想、情感，甚至是一些潜意识的讯息，到底应怎么传送给计算机？这肯定不是在人脑袋上插上一个插头就能解决的问题。

脑机接口最大的难题，就在于"接口"两个字。我们在第一讲中说过，脑机接口要替代语言，变成大脑和外界沟通的全新通道。"接口"的功能，其实就像"翻译器"一样，要把大脑里的讯息理解以后，翻译出来，然后传递给计算机。

这就是这一讲要解决的问题，我会告诉你在当今世界最先进的脑机接口实验室里，科学家是如何完成这项工作的。

在上一讲中，我们了解到大脑的可塑性为脑机接口技术提供了理论支撑。

回想一下"幻肢痛"实验，这个案例告诉我们大脑可以自行"界定"身体的边界。它有时会认为不存在的肢体依旧存在，有时还能将外部工具纳入身体的边界范围之内。至于它是怎么做到的，它与我们的身体是如何沟通的，大脑的工作机制是什么，这些依旧是困扰科学界的谜团。

你一定听过一个著名的比喻：大脑就是一个三磅重的宇宙。

这个比喻我觉得特别形象。我在《脑机简史》那本书的开篇写道："在自然界的所有秘密中，最大的两个奥秘莫过于浩瀚的宇宙和人类的大脑。"

许多科学家尤其热爱将宇宙与大脑进行类比：银河系中约有1000

亿颗恒星，大致与人类大脑中的神经元的数量相同。宇宙和大脑构成了人类面临的最大的科学挑战，但它们也有一种奇特的关系。它们其实是对立的：当我们谈论宇宙时，那是关于外层空间的广阔性——壮丽的螺旋形银河、朦朦胧胧的星云、顽皮的彗星、神秘的黑洞和走向毁灭的超新星……宇宙的边界，代表着人类能够抵达的最远的地方。而当我们谈论大脑时，那是关于自我的基本结构，在那里我们将发现我们最私密且宝贵的情感、意愿、梦想、记忆、欲望……大脑的深处，潜藏着人之所以为人的最终奥义。

《纽约时报》曾刊登过两张很有意思的照片，一张是老鼠的脑细胞，一张是宇宙的星系，两张照片并排放在一起，竟然惊人相似，简直难以分辨。

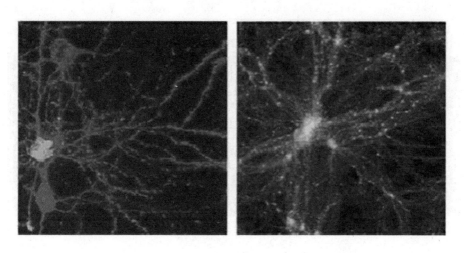

图 2-1　《纽约时报》刊登的两张照片，左边是老鼠的脑细胞，右边是宇宙的星系

再来看两张照片:

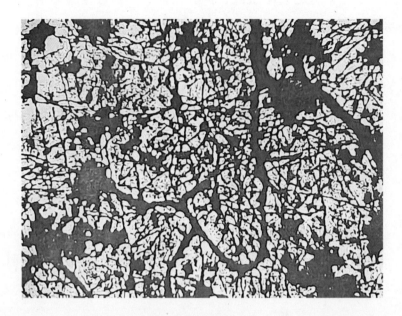

图 2-2　大脑皮层

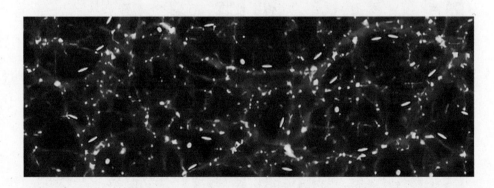

图 2-3　宇宙暗物质

发现了吗？这两张图片也是惊人相似。

如果有人告诉你大脑就是个微缩宇宙，而宇宙则是个超级大脑，你能理解吗？你会相信吗？

这并非我在大开脑洞，而是一项严肃的科学研究。2012年《自然》杂志的"科学报告"专栏发表了一篇研究论文，证明宇宙的成长过程和结构与大脑细胞的生长过程和结构几乎一模一样。

这些研究发现至今仍被不断报道与关注，似乎预示着科学领域的巨大突破。如果这些发现最终被完全证实，那将彻底改变人们对宇宙、对人体、对生命以及对人和宇宙之关系的认识。

我们暂且绕过这些未解之谜，回到我们已知的事物上。目前科学界对大脑的认知是，我们之所以能完成像是思考、想象这样的复杂认知行为，都是缘于大脑庞大的神经元网络。每当你有一个想法，至少有几百万个神经元在大脑里被激发，这个状态就像宇宙中的恒星在幽暗的深空中发出微光一样。

大脑的一切活动都伴随着神经元的放电现象。当你学习一项新技能的时候，大脑里特定区域的神经元就会开始释放电信号，经过多次练习的巩固，最终形成一条稳定的神经通路，你就掌握了这个技能。

所以说，电信号是大脑跟身体沟通的一种神秘语言，这其实就是我们现在经常说的"脑电波"。科学家们做脑机接口，最想要实现的就是看谁能采集更多、更精准的电信号数据，然后尝试理解这些信号所对应的大脑指令。

如果你是科学家，想要理解这么复杂的大脑，你会从哪入手呢？我们大概会想，那当然是搞清楚这些神经元的功能，还有它们彼此之间连接的方式。如果能搞清楚每一次神经元之间的放电都代表着怎样的讯息，那岂不就破译大脑的"语言"了吗？只需要再捕捉这些神经元发出的电脉冲信号，将之传递给计算机，不就实现人脑与计算机的直接连接了吗？

这个思路没错。许多脑科学和神经科学家们最初正是遵循这个思路，发起了一个野心勃勃的计划——

人脑连接组计划（Human Connectome Project, HCP）。

我第一次听说时，很自然地联想起人类基因组计划。不错，如果说人类基因组计划是为了检测DNA的30多亿个碱基序列，从而为人类遗传学绘制最详细的地图，那么人脑连接组计划就是要给你的大脑里所有的神经元的排列方式，绘制一幅精准的地图——就像在宇宙中标注出每颗恒星所在的位置，以及它们是如何"连接"的一样。全球知名的学术和医疗机构，如哈佛大学、加利福尼亚大学、麻省总医院等都参与了这个计划。

但是科学家们显然低估了这个计划的难度。

这个项目从 2010 年开始，原本预计 5 年完成，结果到现在还没有做完。

尽管还没有人出来宣告计划失败，但有越来越多的科学家意识到这条路走不通。相比已经取得了重大突破的人类基因组计划，人脑连接组计划甚至连迈出第一步都很艰难。问题是，为什么这么难？

在这里我先放一张图，你一看就明白了。

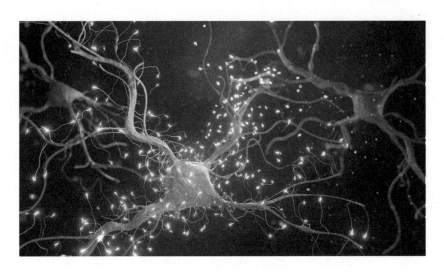

图 2-4　神经元细胞

这是一张单一神经元在微米尺度上的照片。

尽管人类已经能够制造出纳米级别的芯片，说明我们有能力在纳米层面进行精密的操作与探查，而每个神经元只有微米级别，但我们依旧无法完全了解大脑的机制。这是因为大脑比纳米芯片复杂10000亿倍——看上面这张照片就知道，每个单一的神经元上有6000多个突触（与其他神经元的连接位点），而且每个突触都是可变的。电镜扫描几十个神经元组成的网络已经会产生PB级数据，而人脑由大约1000亿个神经元组成的全脑网络就更加复杂，数据量是天文级别的。而且目前的测试设备、数据处理手段也远远达不到应对如此复杂的人类大脑的高度。因此，尽管世界各国都在破译人脑连接组方面投入巨额资金，金额远超过多年前的人类基因组计划所投入的30亿美元，但显然收效甚微。

连接组 vs 基因组

人类基因组计划（Human Genome Project, HGP）是由美国科学家在20世纪80年代提出，并于90年代正式开始的科学探索工程。美、英、法、德、日、中等国的科学家一起，耗时10余年，耗资30亿美元，检测出了DNA的30多亿个碱基序列，从而为人类遗传学绘制了最详细的地图。其对人类自身的了解和健康安全都具有不可比拟的意义。

人类基因组计划之后，人们开始朝着"三磅重的宇宙"——大脑发起进攻，启动了人脑连接组计划。可以想象，人类有着别的地球生物所不能企及的智商、情感、创造力，大脑的作用功不可没，然而科学家们对大脑的了解却相当有限。要想解释与大脑相关的疾病是如何产生，甚至如何治疗的，首先要做的便是解构大脑。

人类大脑大约有1000亿个神经元，每个神经元都是由胞体、轴突和树突组成。而神经元之间通过形成突触相互连接，连接组计划的终极目标便是分析出大脑中所有连接组的路线图，这可比基因组计划的工作量多得多。而且目前的测试设备、数据处理手段也远远没有达到能轻松应对如此复杂的人类大脑的高度，但科学家尝试使用有限的手段，从一小块的拼图开始研究，希望终有一天能拼凑出人类大脑的地图。

基因组与连接组，一个承载着人类的遗传因素，代表先天，一个是环境因素的印刻，代表后天，两者相互作用，决定了"我便是我、你便是你"的终极命题。基因组结果对人类所带来的好处也激励着连接组工作团队继续努力。

科学家对于向人类大脑进军这场战役的艰难程度早有预估，对最终取得这场战役的胜利也毫不怀疑，并且做好了打持久战的准备，就算经过几代人、几十代人的努力也在所不惜，因为它能带领人类拨开迷雾，见识那闪着神圣光辉的人类奇迹。

（2）

既然我们离破解大脑的工作机制还很远，那么脑机技术又该如何
实现突破呢？

在这里，我要告诉你一个超越常识的认知——

人类社会的发展与科技进步的一个底层逻辑，是技术的演进很多
时候并不依赖于对理论的透彻理解。也就是说，技术的演进并不受困
于理论，有时甚至会比理论先行一步。

举两个简单的例子：对于自行车为什么能向前滚动而不倒的原理，
直到现在都没有定论；蒸汽机的发明，要比科学家提出热力学三定律
早 100 年。你会不会很惊讶？

对于有工程师思维的科学家来说，技术的突破走在理论前面，这
毫不令人意外。虽然大脑的工作方式仍然是个谜团，直到现在我们都
不太清楚神经元之间是怎么排布、怎么连接的，但是这并不妨碍科学
家在实验室里，用脑机技术操控机械臂、让瘫痪的人重新行走。这难
道不是技术先行于理论的绝佳案例吗？

其实，"脑机接口"并不神秘，早期的脑机接口设备你一定不

陌生。

早在 1924 年，第一个采集脑电信号的设备就诞生了。这是一个名叫汉斯-贝格尔的德国医生做出来的。他当时发现，从我们的头皮上能采集到一些电波一样的信号，而这些电信号似乎和一个人的精神状态有关。比如说，你在比较放松的状态下，会释放出一种较为固定的电波，我们称之为 α 波。

那怎么采集这种脑电波呢？

摆在科学家面前的其实有两条路：

要么就像 100 来年前汉斯-贝格尔医生那样，隔着头皮，用挂在脑外的一顶特殊的"帽子"来采集信号，这叫"非侵入式"脑机接口。

要么就像电影《黑客帝国》中一样，把一根插头"电机"直接插进你的大脑，这叫"侵入式"脑机接口。

当然，随着技术的进步，近几年还出现了中间路线——"半侵入式"脑机接口。接下来我就一一给你介绍这三种接口。

关于"非侵入式"脑机接口，你很可能已经亲眼见过甚至亲身体验过了——就如同在医院里做脑电图检查。做脑电图检查的时候，你会戴上一个布满电极的帽子，电极采集的脑电信号会传导给一台机器，电脑会分析你的脑电波并打印出来。不同的波形代表着大脑不同的状态，比如波形显示出 β 波，说明你很紧张；一般人进入睡眠后，脑电波频率会下降，变成 θ 波。有经验的医生便能通过脑电波做出诊断。

这种方式的好处显而易见——你不用为了检查你的脑子而直接来一场开颅手术，但缺点也是显而易见的——采集到的信号分辨率比较低。要知道，从你的头皮到大脑中间整整隔了 19 道"材质"各异的屏障，其中最坚硬的颅骨会大量拦截从大脑发出的脑电波，使脑电信号大为减少、减弱。

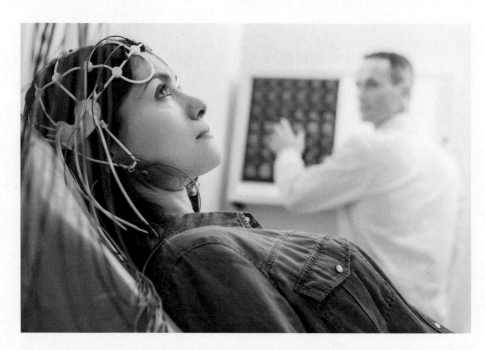

图 2-5　"非侵入式"脑机接口

为了解决这个问题，科学家开始尝试"侵入式"脑机接口。目前绝大多数实验室，使用的都是一种叫作"犹他阵列电极"的"侵入式"脑机接口。这种设备，能在不到 1 元硬币大小的金属材料上，排布 100 根像针一样的电极，可以采集到几百个神经元的活动情况。

美国布朗大学在 2004 年就使用犹他阵列电极完成了第一个"侵入式"脑机接口实验，这个实验团队的带头人是布朗大学神经科学系的约翰-唐纳修教授，他们研发的这套系统叫作 Brain Gate，翻译成中文就是"大脑之门"。

"侵入式"脑机接口需要进行开颅手术，风险很大，愿意接受实验的志愿者，基本都是患有严重身体疾病或者脑疾病的患者。直到 2012 年，才有一位长期瘫痪的女士，使用"大脑之门"这个系统，用大脑控制机械臂喝到了咖啡。

而且，我要特别说明一下，这位女士并不是真的用意念操控机械臂，做了端起咖啡、送到嘴边、倾斜杯子这一系列复杂的动作。她只是触发了一个让机械臂自发运动的指令而已。那时候能做的只是把脑电信号转换成最简单的指令。

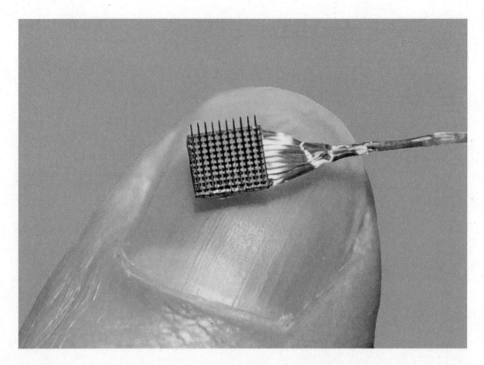

图 2-6　"侵入式"脑机接口：犹他阵列电极

近几年，随着技术的进步，出现了一种"半侵入式"疗法，即皮质脑电图扫描技术。这种技术相对"非侵入式"的脑电图而言，是一种巨大的进步。由于信号是从大脑那儿直接记录的，并没有经过颅骨的屏蔽和减弱，皮质脑电图扫描技术无论在精确度上还是在解决问题的性能上都是空前的。然而，它仍旧不完美，被试依然要被去掉头盖骨的一部分，用来放置一个装有若干电极的网格，也就是将电极直接置于裸露的大脑上面。这种方式基本上是在"侵入式"与"非侵入式"两种矛盾路线之间寻求一个平衡点，对优势和劣势都做了一些妥协。

侵入式 vs 非侵入式，到底哪家强

我们在评估脑机技术路线的优劣时需要考虑三个方面的标准。

一是规模：可以记录多少个神经元？

二是分辨率：这个工具接收到的信息的细致程度。这里所说的分辨率可以分为两种：空间上的分辨率（能否细致记录单个神经元的触发情况）和时间上的分辨率（能否确定你所记录的活动的确切发生时间）。

三是侵入性：是否需要手术；如果需要，手术的影响范围有多大；等等。

长久以来，脑机接口技术领域都存在这样一个争论不休的问题："非侵入式"疗法（比如头皮脑电图）和"侵入式"疗法（在大脑中植入微电极阵列），哪种方式才是脑机接口技术的未来？两派人士各执己见，几十年过去了，依然互不相让，没能分出高下。

毕竟两者的优、劣势是如此明显：前者性能优越、潜力巨大，但可靠性和社会伦理压力等难点问题需要长远考虑和解决；后者方便快捷、应用前景广阔，但从技术上可供深化发展的空间有限，存在基础层面的不足。

脑电图传感器的优点在于不会造成侵入式创伤，且十分快捷。你所要做的就是将装有许多电极的头盔戴在头上，剩下的就交给

脑电图传感器处理，脑电图传感器能迅速识别时刻变化的信号，虽然其敏感度和精确度一直是一个问题。支持"非侵入式"疗法的神经科学家认为，由于不需要侵入大脑组织就可以获得脑电信号，它实现了临床风险与临床收益之间的最佳平衡。

目前，"非侵入式"疗法已经能够做到让严重瘫痪的患者利用基于脑电图的大脑计算机界面来操纵轮椅，还能让健康的人用脑电波活动来玩电子游戏。这一切并不需要进行开颅手术，只需要在人们的脑袋上戴一顶特殊的"帽子"即可。

当然，不管怎样，这种脑电图传感器的局限性是不可否认的。正如我们所知道的，脑电波经过头颅骨时会逐渐减弱，因此要想找出脑电波源自何处绝非易事。并且，由于脑电波是数万个皮质神经元突触活动以及放电活动的平均效果，输入脑机接口的信号缺少假肢器官所需的空间分辨率，从而无法使其模仿天然四肢的功能。简单地说，坚固的颅骨屏蔽了大多数脑电信号，颅骨外的脑电波信号只能携带很少的神经元信息，因此，这种方式不能实现对神经义肢或者外骨骼的精确操纵。也就是说，这种方法看似简单便捷，但在现阶段的技术水平下很难替代"侵入式"脑机接口。

BMI（Brain Machine Interface，BMI）概念的提出者尼科莱利斯教授对流派之争并不在意，他采用的是"不管白猫黑猫，捉住老鼠就是好猫"的态度。"我除了是科学家之外还是一个医生，能治病救人的就是最好的。"他在一次中国科学院相关单位组织的会议上这样表示。在后文中我们会看到，尼科莱利斯从实用角度出发，同时进行着侵入式和非侵入式的各种实践，并且在两种方式中都取得了亮眼的成绩。

在两大阵营之外，还出现了一种"半侵入式"疗法，即皮质脑电图扫描技术。目前越来越多的神经科学家站在了"半侵入式"疗法这一边，尼科莱利斯也对这一疗法表示期待。他认为在未来的某一天，半侵入式也许能够发展到足够成熟可靠的程度，两大阵营的争论终将停止。尼科莱利斯相信他可以从侵入式以及非侵入式的技术中找出最好的方法来建立脑机接口。他本来就一直坚持从实效出发看待技术的发展，比如在对脊髓受到损伤的患者的治疗上，他一方面对"侵入式"疗法和"非侵入式"疗法信手拈来，另一方面也在积极推动脑机接口和其他疗法的结合（比如干细胞疗法，以后还可能包括中医的推拿、针灸等方式），使患者身体的活动性得到革命性的恢复。

要走出实验室，无论侵入式还是非侵入式，都避不开两大难关：一个是安全性，一个是便利性。接下来我们看看科学家能不能解决这两个问题。

首先是安全性。"侵入式"脑机接口需要进行开颅手术。但无缘无故开颅这事，我们一般肯定不愿意。毕竟开颅手术感染风险很大，还容易造成脑损伤。

讲一个真实的故事。世界上第一个将电极植入人脑中的人，是美国神经科学家菲利普·肯尼迪。他是一个超级疯狂的科学家，曾经因为找不到志愿者，就冒险给自己开颅植入电极，结果这一次手术让他一度失去说话能力。几周后又因为颅骨没办法愈合，他把电极拿了出来。

植入什么设备也非常重要。像犹他阵列电极，就太硬、太锋利了。它是金属材料的，像针一样，而大脑那么柔软，那么脆弱，像一块嫩豆腐。你可以想象，如果是长期植入，大脑轻微的晃动都可能让电极划伤柔嫩的脑组织，造成脑损伤。

而且大脑被划伤就会有排异反应，就像我们手被划伤之后会留下疤痕一样，大脑里也有疤痕，这些疤痕会严重干扰信号的记录。

同时，说到长期植入，我们还要考虑电极能不能和我们的大脑共存，长期留在体内。这就需要生物相容性非常好的材料，它肯定不能毒害大脑细胞。

那么我们要怎么解决这些问题呢？

科学家已经找到了一些解题思路。第一条思路很简单，既然开颅手术风险这么大，我们就不在人的头上"钻洞"了，我们尽可能采用一些微创甚至无创的方式植入电极，不就解决了吗？

这就是马斯克的Neuralink公司正在做的事情。

马斯克在脑机接口领域拿出的第一件产品就是Neuralink研发的"神经蕾丝"。这种形似网兜的装置，实际上就是一种脑机接口电极。科研人员将电极排布到蕾丝上，通过一个像缝纫机一样的"注射机器人"把蕾丝以微创的方式"注射"进大脑。一旦被注射进去，这张蕾丝网就会张开，很柔软地贴合在大脑皮层上，采集高质量的脑电信号。

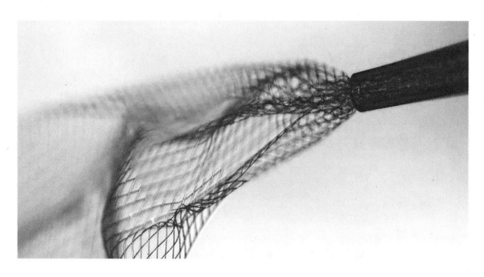

图 2-7　神经蕾丝

"蕾丝"，光听这个名字，我们多半会想到它的柔软度和舒适度。"神经蕾丝"的名字来源于已故苏格兰作家莱恩·班克斯的科幻小说

《文明》。在班克斯创造的未来世界中，人类在年少时就要植入"神经蕾丝"，它会与大脑相伴生长。"神经蕾丝"可以上传和下载人们的想法，人类可以通过它彼此传递信息，"神经蕾丝"的运营和维护则由人工智能担任。

马斯克被这个名词吸引了，比起冰冷笨拙的Brain Computer Interface（脑机接口），Neural Lace（神经蕾丝）显然"更短、更令人难忘，且更迷人"。

这是第一条解题思路。

第二条思路是材料科学家的选择，他们正从电极材料本身寻找突破口。

有一种大家既熟悉又陌生的材料，它同时具备柔软、坚韧和极强的导向性能这些优秀的品质，非常适合做成柔性电极植入大脑。这种材料叫石墨烯。

石墨烯和石墨一样，导电性非常好，而且非常薄，电子的穿梭速度更快，能达到光速的三百分之一。

薄的好处当然不止导电性，它必然会很柔软。达到纳米级的石墨烯几乎和丝绸一样柔软，不仅不会伤害脑组织，还可以非常贴合地覆盖在大脑皮层上。

更神奇的是，虽然薄，但同时它的机械强度又非常高，几乎是钢铁的 200 多倍。也就是说它十分柔软，你还扯不断、砍不断它。还有，它的生物相容性非常好，大脑不会对它做出排异反应。甚至有实验证明，石墨烯会助长神经突触的发育，也就是说，它能促进大脑生长。

所以目前综合来看，石墨烯是脑机芯片的不二之选。

2021 年，一家叫 INBRAIN 的公司研发出了首个 AI 驱动的"石墨烯-脑接口"，同时正在推进首次人体临床计划，以确定石墨烯的安全性。

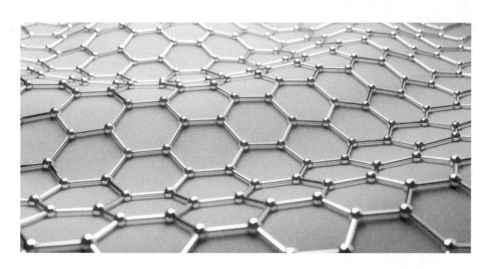

图 2-8　INBRAIN 公司发布的石墨烯-脑接口

比起侵入式，非侵入式急需解决的问题是便利性。

因为不需要开颅，安全性的风险很小，所以非侵入式的应用前景更广，市场接受度更高。这也是市场上非侵入式产品占比远超过侵入式产品的原因。比起侵入式产品更多还停留在实验室阶段，非侵入式产品已经在医疗、教育、训练、军事等领域有了广泛的应用。

非侵入的脑机产品其实大家都很熟悉，比如医院的脑电图，但这种设备比较笨重，使用起来又麻烦。要做到可穿戴，需要减少脑电图的电极数量，但同时保证信号接收的稳定性和质量不受到影响，这就是一个难题。

日产公司设计了一款用于开车的头戴脑机设备，形似一个运动发带。它可以通过采集脑电波，预防交通事故。它的原理就是人开车时，身体行为反应比大脑慢。在紧急状态下，大脑释放脑电波比身体反应要早 0.2 ～ 0.5 秒。如果能有提前反应，把脑电波直接传给刹车装置，很多事故就不会发生。

2022 年北京冬残奥会上使用的智能仿生手，也是一种先进的脑机技术产品。失去手臂的残疾人运动员借助这个智能仿生手，顺利完成了火炬传递的任务。与普通的义肢不同，这个叫作 BrainRobitcs 的智能仿生手是目前世界上唯一一款可通过意识控制每一根手指运动的量产智能仿生手。它融合了脑机接口技术与人工智能算法，突破了传统

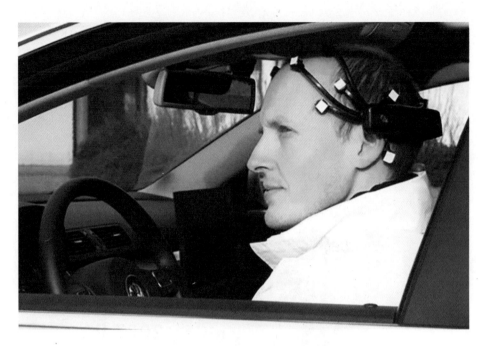

图 2-9　日产公司研发的头戴脑机设备

假肢只能做"开""合"这样简单的动作的局限。它可以通过检测佩戴者的肌电神经电，识别佩戴者的运动意图，将运动意图转化为智能仿生手的动作，使佩戴者像控制自己的手一样灵活地控制仿生手的动作。此外，仿生手还能通过重建感知反馈，让上肢截肢患者体会到肢体"重新生长"的本体感，给他们带去心理上的安慰。

值得一提的是，BrainRobitcs是由一家华人企业研发的。这家叫作BrainCo（强脑科技）的公司，是首家入选哈佛创新实验室的中国公司，创始人韩璧丞是哈佛脑科学中心博士。BrainCo成立于2015年，是非侵入式脑机领域的后起之秀。除了智能仿生手，它还推出了许多产品。比如专注于"心流"等注意力训练的FocusZen正念舒压系统等。关于"心流"我们后面还会提到，FocusZen正念冥想已经在国际上被广泛运用到缓解焦虑和心理治疗中，为众多名人、世界五百强公司员工的舒压、缓解负面情绪服务。

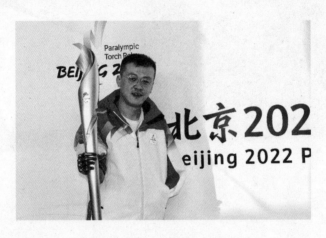

图 2-10　2022 年北京冬残奥会上残疾人运动员装备的 BrainRobitcs 智能仿生手

波士顿MC10公司用纳米材料做出了一款脑机设备，电极被做得像文身贴纸一样，可以直接贴在皮肤上，我们管它叫"电子文身"。

一方面，这种电子文身非常轻薄，并且防水，它能对人体生理指标进行动态监测，回传的数据会进入数据库中；另一方面，在使用上会方便很多，在脑门上就能采集脑电信号，使用者也感觉不到它的存在，很适合长期佩戴。

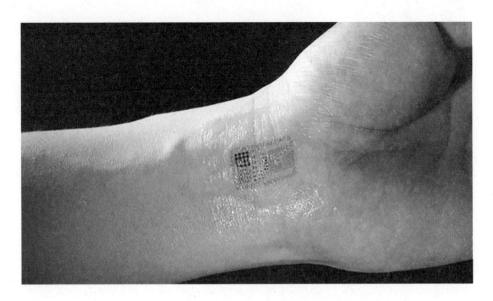

图 2-11　电子文身

此外，还有一些头戴式设备，比如ABM公司的产品线中，有一条就是用来监测与睡眠相关的疾病，以规避病人潜在的生命危险。其中有一款呼吸暂停综合征的检测仪，会记录包括脑电图等各种数据在内的健康指征，这是市面上第一台家庭睡眠呼吸暂停测试仪器。

好，说了这么多，小结一下。这一讲中我给你介绍了脑机接口的三种形式："侵入式""非侵入式"和后起之秀"半侵入式"。并且对比了它们在采集脑电信号上的优、劣势，还介绍了它们各自在商业领域的拓展和应用。不过，如果你觉得，有了脑电信号，科学家们就真的破译了大脑的秘密，那你可就想得太简单了。我这么说，有两个原因。

第一个原因，我们通过脑电信号，读懂了大脑的语言，这其实是一种假象。脑机接口现在能做到的，只是把分析处理后的脑电信号，与你的行为、精神状态做一个关联和对应。

这就好比说，你想要学习一门新语言，你通过观察别人，记住了"苹果、喝水、跑步"这些词语的含义，但你丝毫不懂这门语言的语法。同样的道理，我们并没有真的破译大脑的算法，从而从神经元层面理解大脑运作的逻辑。

现在我们理解大脑的方法，其实是一种我们称之为"黑盒子法"的工程师思维。这是人工智能领域里的一个热词，它说的是一种算法背后的逻辑，你并不清楚它的理论基础，但是只要它达成了你想要的结果就行。

第二个原因，我们现在能收集和分析的脑电信号，仍然极其有限。

它们基本上都集中在大脑皮层的上面两个区域，一个区域是指挥我们身体动作的运动皮层，一个是负责视觉、听觉等知觉的感觉皮层。在之后你会看到，我们现在能做的脑机接口实验或者应用，都与这两种功能相关，这其实就是最主要的原因。

还有太多的生理和心理状态，我们都没有找到对应的脑电信号。比如简单到"看到红色""跑""害怕"等。脑科学领域的艰难探索，可以说充分验证了神经科学界那句著名的老话：如果人类大脑真的那么简单，那么拥有这种简单大脑的我们，也是不能理解大脑的。

可能你难以想象，我们研究脑机接口这项与大脑息息相关的技术，却对大脑了解得这么少。还是那句话，技术的突破不一定依赖于理论，甚至可能比理论先行。

我希望你能记住这条技术发展的底层逻辑，因为它在脑机接口这个前沿领域已经被反复验证。

奇迹：脑机迎来高光时刻

第 3 讲

前面我们了解了这三种形式的脑机接口各自的商业前景。但是，你想过没有？从早期的脑机接口，比如说最常见的"脑电图"，到当今世界最先进的"外骨骼"系统，脑机技术是如何在短短几十年间取得这些惊人的成果的呢？

在这一讲中，我就要带你简要回顾一下脑机接口技术在近三四十年中，特别是近十年来的高光时刻。

我会为你介绍脑机发展史上最重要的三个里程碑式的实验。看懂了这三个实验，你就看懂了脑机技术的价值和挑战所在，也就能理解为什么那么多人在人工智能和脑机技术之间，坚定地选择了后者。

上一讲中我已经讲过，100 来年前一位德国医生已经"发明"了脑电图设备，用一顶布满电极的"帽子"捕捉大脑发出的信号。随着脑电图设备越来越完善，科学家们又进一步大胆设想：既然大脑能够产生有规律的电波，那能不能用脑电波来控制外部设备呢？

当这个脑洞被打开时，正是脑机接口技术诞生的时刻。

20 世纪 60 年代，美国华盛顿大学医学院的研究人员埃伯哈德·费兹在一次实验中偶然发现，猴子可以通过脑电波来使一种实验仪器的指针发生偏转。这个结果大大震惊了在场的实验人员。我们已经知道，运动皮质是大脑中计划和支配躯体运动的区域，而正是猴脑中的运动皮质神经元发出的电信号影响了实验设备的指针。在后续的研究中，科学家首次证实了脑电波可以控制外部设备。

我们来了解一下这个实验的细节。

费兹将猴子大脑中的一个神经元细胞连接到它面前的一个仪表盘。当神经元被触发的时候，仪表盘的指针会转动。如果猴子可以通过某种方式触发这个神经元，并让仪表盘的指针转动，它就能得到一颗香蕉味的丸子作为奖励。渐渐地，猴子变得越来越擅长这个游戏，因为它想吃到更多的香蕉丸子。这只猴子学会了控制神经元的触发，并在偶然间成为第一个真正的脑机接口被试。

接下来的 10 年，越来越多的科学家们意识到这项发现的重要性。美国有两个鼎鼎大名的机构——美国国家科学基金会和美国国防部高级研究计划局——科学家们都渴望得到它们的资助。它们选择资助什么项目，往往代表着这项技术将迎来大好发展前景。

20 世纪 70 年代，这两个著名机构纷纷开始资助脑机项目，"脑机接口"一词首次在科学文献中出现。此后，科学家主要用猴子、大鼠和猫来研究脑机接口，比如有人通过探测猫的脑电波还原了猫眼所看到的图像。

1978 年，视觉脑机接口方面的先驱威廉·多贝尔在一位男性盲人的视觉皮质中植入了 68 个电极的阵列，并成功制造了光幻视（phosphene）。

尽管早在 50 多年前，全球顶级的科研机构就开始了对脑机的研究，越来越多的科学家也已经知道脑机技术对于未来的意义，但是，受制于当时的技术瓶颈——科学家们始终找不到一种能够大量记录神经元信号的技术，脑机的发展一度困难重重。

直到一位科学家的出现，彻底改变了这个局面。

尼科莱利斯是当之无愧的"脑机接口之父"！当你了解他做出多少脑机的神奇发明时，你一定会像我一样，一次次惊掉下巴。

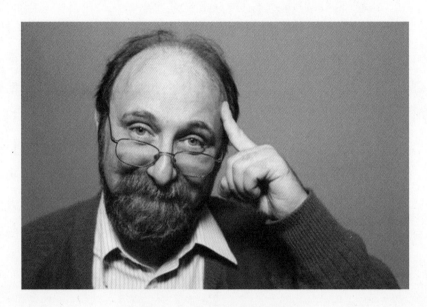

图 3-1　神经科学家尼科莱利斯

几年前在他的中国之旅中，我有幸见证了他的神奇发明。他简直是一个无与伦比的科幻电影道具大师，他领导的脑机接口技术实验室就是一个名副其实的"奇迹诞生所"。在这个实验室里，尼科莱利斯复制出了许多只有在科幻小说里才能找到的设备，同样是在这里，尼科莱利斯创造了一个又一个闻所未闻的"黑科幻"时刻。

尼科莱利斯的脑机接口研究始于 20 多年前。他带领团队做出了一个叫作"微线"（microwire）的装置。这是一种能植入脑中的多点电极，就像《黑客帝国》中尼奥脑后的"插头"一样。它的特别之处在于使用了柔性和绝缘金属长丝，这在当时是一种重大的突破。尼科莱利斯的一位得力研究伙伴就是微线研究的重要先驱——约翰·查平。

微线为什么这么重要呢？因为它是全球首项真正意义上能够持续读取脑信号的技术。利用这项技术，尼科莱利斯和查平早在 1997 年就开始训练大鼠操作真正的脑机接口了。

在这项实验中，他们先花了 6 个星期的时间训练出一群能够用前爪按下一根小棒的大鼠。这些大鼠学会按小棒之后，还必须学会在较长的时间里重复这个动作，因为每次实验记录都要保持几分钟，才能提供足够多的数据，然后通过计算机传入外接设备。

尼科莱利斯在这项实验中所设计的脑机接口包含一个完整的闭环控制设备。也就是说，这个脑机接口不仅能够利用大鼠大脑产生的信号来控制机械装置的运动，同时还能让大鼠通过收集视野中的信息，不断获悉装置的运作情况。

让我们来到现场看看。

实验室里，大鼠按动的小棒与一个金属杠杆相连，杠杆上安装了一个小杯子。这样大鼠就能通过按动小棒来移动这个杯子。如果大鼠的动作足够灵巧，那么杯子就会正好位于一根管子的下方；如果杯子在这个位置保持了大约 1 秒，管子就会滴下一滴水；这时大鼠慢慢放开前爪，便能让杠杆把杯子带到它嘴边，这样它就能喝到一滴水。

到这一步，脑机实验才刚刚开始。

当大鼠掌握了这套喝水技能之后，研究人员便把"微线"植入鼠脑之中，捕获大鼠脑中相关区域的神经元电信号。然后，见证奇迹的时刻就开始了。

实验的目标依旧是让大鼠喝到水。只不过，这时候大鼠不能通过前爪去按那根小棒了，它们只能在自己的脑中"想象"这个动作，也就是说它们只能通过大脑活动来控制杠杆的运动，再让杠杆把水送到它们嘴边。

此时的实验进入了一个只能被称为"迷离境界"的神经生理学领域。在这个领域里，重要的问题悬而未决：大鼠能否明白只通过思考，不用前爪去按动小棒就能喝到水？

经过几周的术后恢复（在脑中植入电极后），大鼠们的表现令人惊喜不已。它们渐渐能够在使用前爪控制杠杆和使用大脑控制杠杆之间自由切换了。几天之后，研究人员决定跟它们开个玩笑：把小棒与杠杆的连接断开。这样，大鼠们在按下小棒的时候，杠杆就不再动了。刚开始，大鼠们显得非常沮丧，开始反复按动小棒，但毫无结果，喝不到一滴水。之后，一件意想不到的事情发生了：当研究人员打开脑机接口，让大鼠们可以将大脑的活动传输给杠杆时，大鼠们的反应就像任何陷入困境的人突然有了一线希望一样，它们在努力找方法移动杠杆，但不是用前爪按动小棒，而是只通过思考。

实验成功了！大鼠们通过这种看似最不可能的方式喝到了水，它们的小脑袋终于意识到，自己可以只通过大脑的活动就让水杯自行移动过来！尽管没有一只大鼠真正明白这是怎么回事，但它们的大脑正在源源不断地产生用前爪按下小棒操纵杠杆的神经元放电活动。与脑机设备互动了几分钟后，大多数大鼠不再使用前爪按压小棒了。通过试错过程，大鼠们发现，看着小棒，想象前爪按压小棒的动作，便能喝到想喝的水。当然，取得成功的 4 只大鼠成了第一批每次都可以通过这套实验设备喝到水的大鼠。

这就是看起来简单实则具有里程碑意义的"大鼠喝水"实验。

没过多久，尼科莱利斯又把脑机成功地放进了枭猴的脑子里，让猴子愉快地玩起了电子游戏。

奥罗拉是一只枭猴，它的名字将随着脑机接口技术的发展永载史册。与生活在原始森林里的同类不同，在尼科莱利斯的实验室里，奥罗拉疯狂地迷上了一款电子游戏。游戏的玩法很简单，当屏幕突然闪过光线时，只要按照光线的方向向左或向右拉动操纵杆，电磁阀就会打开，这时奥罗拉就能赢得代表胜利的大奖——一杯甘甜的果汁。

在玩游戏的时候，研究人员会给奥罗拉戴上一顶特殊的"帽子"。这顶帽子下面有 4 个连接器，每个连接器都能从被植入猴子大脑的电极中收集到脑电信号。这些电极还不到一根头发丝粗细，它们发出的脑电信号将通过导线进入一套独特的计算机系统。然后由计算机识别出与猴子手臂特定运动相关的脑电信号模式，脑电信号经翻译后最终用来对机械臂运动进行控制。

在这个实验中，研究人员首先通过果汁奖赏成功地将奥罗拉训练成这款游戏的"高级玩家"。等它熟练地掌握了各项操作技能后，实验开始引入脑控机械臂（这个现在仍然算得上非常先进的设备是尼科莱利斯团队 1999 年取得的成果之一）。屏幕上光标的运动会因机械臂的动力和惯性等因素发生相应的变化，但这也难不倒聪明的奥罗拉。几轮下来它很快上手，只见屏幕上的光标来去自如，一杯杯甘甜的果汁不断地送到它的嘴边。

玩得正起劲，人类又要开始他们的"恶作剧"了。游戏机上的操纵杆被撤走了，没了操纵杆还怎么玩游戏呢？奥罗拉起初不太适应，两只前臂在空中挥舞着，试图控制屏幕上的光标。此时脑机感应到了它发出的脑电波，而与之相连的机械臂也随之运动起来。

这种情况持续短短几天后，令人惊异的结果出现了！奥罗拉突然意识到，实际上根本就没有必要移动自己的手臂，也能通过"想象"来赢得游戏。"意识"到这点后，它就像一只气定神闲的猴王，把手揣在怀里，仅仅通过思考和观察（大脑信号和视觉反馈）就能顺利地控制机械臂，赢得果汁。研究人员对奥罗拉大脑信号的分析显示，它似乎完全把机械臂当成自己身体的一部分了！

枭猴通过意念操纵机械臂的实验已经成为脑机发展史上最著名的实验之一。尼科莱利斯将其命名为"马内实验"计划，英文简称MANE，意思就是"所有神经生理学实验之母"（Mother of All Neurophysiological Experiments）。

充满诗人气质的尼科莱利斯教授曾经这样评价马内实验：马内实验的结果听起来就像贝多芬《第九交响曲》最后的乐章一样，充满了纯粹的希望与欢欣。

原因很简单，如果一只枭猴能够将大脑产生运动的活动与身体肌肉的收缩脱离关系，那么对于脊髓遭受严重损伤或患有周围神经退行性疾病的瘫痪患者来说，只要他们的大脑的其余部分没有受到影响，就很有可能学会用他们的大脑皮质来控制神经义肢器官的运动，从而恢复身体的活动性。

尼科莱利斯据此提出，脑机接口技术会带来新一代神经义肢器官的发展，并将使数百万严重瘫痪患者重新感受到生命的美好。

他还给我讲述了塞萨尔·蒂莫-艾瑞尔教授的故事。

蒂莫-艾瑞尔教授是尼科莱利斯的导师。自学生时代起，尼科莱利斯就将导师视为他的"科学英雄"。在蒂莫-艾瑞尔教授的引导下，尼科莱利斯进入了脑机领域。在20多年的征途中，师徒二人将人类对大脑的认知与脑机接口技术向前推进了一大步。然而，正当马内实验创造了科学史上的又一个"高光时刻"时，噩耗传来，蒂莫-艾瑞尔教授被诊断出患有可怕的神经疾病——渐冻症，医生说他可能只有4年的生命了。

你也许很难想象，一个意识清醒的人无法控制自己的身体是一件多么可怕的事情。这种病的可怕之处在于它最终会使患者失去对所有肌肉的控制，包括负责呼吸的肌肉，让人在巨大的痛苦中窒息而死——这便是渐冻症患者的命运。

尼科莱利斯第一次意识到，人的一生竟还能上演如此不可思议的悲剧！

蒂莫-艾瑞尔教授的职业开端正是研究治疗渐冻症的新方法，他是最早发现渐冻症患者的周围神经传导速度不断减慢的神经生理学家之一。谁能想到，40年后，这位圣保罗大学医学院心理学系的荣誉退休教授有一天会平静地通知他的学生和同事，他已被确诊患上了渐冻症，而诊断所使用的各种现代检测技术正是他年轻时所完善的。

在生命的最后几年，蒂莫-艾瑞尔教授满怀兴趣地跟进尼科莱利斯团队在杜克大学的研究。他之所以感兴趣，并不是因为他有可能从中受益。作为一位经验丰富、颇有成就的神经生理学家，他深知脑机接口技术才刚刚起步，从成功的动物实验到人类的临床应用，中间还需相当长的时间，而他已经没有那么多的时间了。

"然而他所想的是在未来治愈患者的可能性，以及这些实验对神经科学领域将产生的影响，"尼科莱利斯说，"他永远是我的科学英雄。"

几十年来，将大脑和机器融合在一起似乎是一个可望而不可即的梦想，最多也就是科幻作品的素材。然而，随着尼科莱利斯团队马内实验的研究成果的发表，脑机接口技术终于迈入了现实科学的大厅。

2001 年，《自然》杂志特刊评价了科学与技术当下的发展水平，认为脑机接口技术将成为影响人类未来的十大科技之一。也正是在这本特刊中，尼科莱利斯发表了著名的《从思想到行动》一文，开创了闭环性现代脑机接口的全新领域。随着脑机接口技术的热度逐渐升温，世界各地的神经科学实验室纷纷开始了研究。

2003 年，尼科莱利斯发表了那篇后来享誉世界的经典论文《灵长动物学习控制脑机接口以完成触及和抓取动作》。

2004 年，他的团队发布全球首个关于综合记录人类神经元细胞活动，并将其作为脑机接口运动控制信号源头的展示。这个在帕金森病患者脑起搏器手术中进行的信号采集实验证明，可以从人类脑部信号中直接提取机械运动指令，这也是日后全球所有人实操"脑控机械臂"项目的源头。

2009 年，尼科莱利斯实验室团队发布了全球首个解码恒河猴双足行进运动学的脑机接口方法。

2011年，他们又发布了全球首个以多通道皮质内微刺激手段向被试躯体感应性皮质传递触觉反馈的技术，这个全新的范式被命名为"脑—机—脑"界面。

尼科莱利斯深知，在将脑机接口技术安全而成功地应用到临床医疗之前，实验团队需要进一步探索动物实验。2007年，他们进行了一项载入史册的实验，他极富诗意地将其命名为"月球行走"。

简单来说，这个实验成功地使美国的一只猴子通过其大脑思维活动让远在日本的一个类人机器人在跑步机上行走。截至目前，这个机器人已经成功地行走了差不多10000千米。

艾多亚是美国杜克大学实验室中的一只猕猴。研究人员在艾多亚的大脑里植入了一枚芯片，芯片与互联网相连接。

在地球另一端的日本东京，从猴子大脑里传来的信号被用来操纵机器人行走，而且机器人的行走模式和跑步机上猴子的运动模式一模一样。这个机器人有一个特别的名字：CB-1。它身高1.52米，体重91千克，是当时世界上最先进的类人机器人之一。

为了做这个实验，研究人员首先要训练出一只能够在跑步机上

"直立行走"的猴子——这可不是一件容易的事。

他们从马戏团那里学会了如何训练猕猴用两条腿走路。诀窍在于，给猴子的上半身提供足够的支撑，这样它才能比较安心地用下肢站立并行走。

研究人员首先制造出一架特殊的跑步机。跑步机上装配了能够支撑猴子上半身的几块玻璃，猴子能够透过玻璃看到自己行走的状态。由于使用的是液压机械，而不是电动机，因此可以很好地消除主要的潜在噪声源，避免影响神经元的记录。同时，跑步机被安放在一个隔音房间里，这进一步确保了猴子在漫步时不会被任何事物分散注意力。

接下来就是艾多亚的表演时间了。

就像它的前辈奥罗拉一样，艾多亚从一开始就展露了它的"异禀天赋"。尽管从没见过这个奇怪的设备，但它并没有被这个设备吓到。它用手抓住跑步机的支架，然后以不同的速度向前或向后行走，每次完成任务都能获得丰厚的奖励——葡萄干和雀巢脆谷乐，它简直到达了"猴生巅峰"。

就这样一共训练了 2 个月，艾多亚就成了专业的"两足行走者"。它不仅学会了如何变换向前和向后行走的方向，当跑步机的速度改变时，它还能自如地加快或减慢行走的速度。只要在走对几步后发给它一些奖励，它就能每天走 1 个小时或者更长的时间。

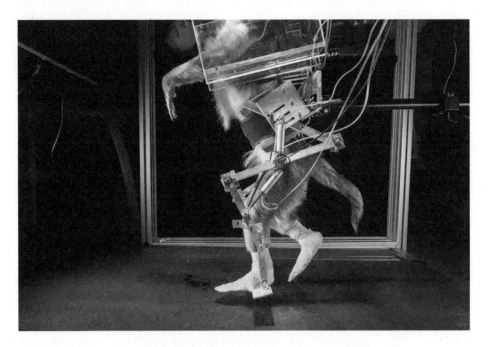

图 3-2　猴子的脑机行走训练

在艾多亚努力行走时，研究人员将电极植入艾多亚大脑中的特定区域，用来记录 250 ～ 300 个神经元的活动。当它行走时，这些神经元就会被激活。来自大脑的信号清晰地显示出这些神经元放电率的调整情况。当它的脚踝、膝关节和髋关节运动时，一些特定的神经元也会活跃起来。当它的脚接触地面时，另一些神经元会有所反应。而当它预备运动时，一些神经元也会被激活。

研究人员将艾多亚的活动和大脑细胞的电信号结合起来，编写成计算机能读懂的语言程序。在艾多亚出现动作之前的三四秒内，这个程序竟能准确地预测它下一步的动作——就好像一件未卜先知的神器一样——准确率竟然高达 90%。

这让研究者们兴奋不已。猴子行走的问题解决了，研究团队面临的下一个重大的瓶颈是——哪种人造设备能够实时利用从灵长类动物的大脑中捕获的驱动信号？这可真是一个难题。为了确保每个人都能理解这项实验的含义，研究人员需要直观地展示某种人形机器人的行走动作。

尼科莱利斯心中早已有心仪的"人选"了。这个名为 CB-1 的人形机器人就在戈登·陈的实验室里。

戈登·陈是日本东京国际电气通信基础技术研究所人形机器人及计算神经科学部门的创始人，后来成为尼科莱利斯国际化团队中的一个重量级成员。作为享誉全球的机器人专家，他设计出的人形机器人 CB-1 看起来很像人，有两条胳膊、两条腿，并且能够再现真实的、类似人类的动作，其中包括行走、跳跃，并能用其脚上埋植的传感器感知地面。当它被人推挤时，也不会倒。经过编程后，它甚至能打乒乓球，还能完成几个日本传统民间舞蹈中的动作。在尼科莱利斯看来，没有比 CB-1 更适合配合艾多亚大脑的机器人了。

万事俱备，只欠东风。令人期待的一刻终于到来了。2008 年 1 月的一个早晨，位于美国杜克大学的艾多亚踏上跑步机，开始以稳定的速度行走。它的行走模式和大脑信号被收集起来，反馈给计算机，再通过高速连接的网络连接传输给日本东京的 CB-1。

艾多亚的任务很简单，就是通过它的大脑信号，远程操控远在地球另一端的 CB-1 机器人实现稳步行走。此时艾多亚面前有一个巨大的屏幕，通过屏幕它能看到 CB-1 的腿脚在运动。如果它能让机器人的膝关节运动与它自己的腿部运动相一致，它就可以获得好吃的葡萄干。

实验进行得很顺利。当艾多亚行走时，远在东京的 CB-1 也开始以同样的步伐行走。来自猴子大脑的记录表明，艾多亚每次迈步和 CB-1 每次迈步时，艾多亚的神经元都在活动。来自艾多亚大脑的信号传输到了 CB-1 的"大脑"中，CB-1 的录像又反送给艾多亚，来回时间相差不到 0.25 秒。速度如此之快，以至于 CB-1 的运动与艾多亚的感受非常吻合。

艾多亚走得正高兴时，研究人员突然来了一场"恶作剧"，他们停掉了它的跑步机。

每个人都屏住呼吸，看看艾多亚会有何反应。

尼科莱利斯回忆着当时的情景说:"那时,艾多亚的眼睛仍旧盯住CB-1的腿,像傻了似的。"

接下来就是见证奇迹的时刻。艾多亚停止了身体运动,但并未停止它的大脑运动——通过执行它大脑里发出的信号,CB-1继续行走了整整3分钟!研究人员为此欢呼不已。而艾多亚又再次获得了一大堆葡萄干。

这个看似简单的实验背后的意义却一点都不简单。它的伟大之处在于,这既是人类历史上首次将大脑信号用于控制机器人行走,也是人类历史上首次将大脑信号在如此遥远的范围内保真传输。这成为尼科莱利斯"大脑网络"技术的基础之一。

后来,美国国家航空航天局甚至认真地考虑过将这项技术纳入火星探测计划,以此降低运送宇航员的昂贵费用。在脑机接口领域,它的意义不亚于人类在月球上首次迈出的那一步,这真是"机器人的一小步,人类的一大步"。

而这距离猴子利用思维控制机械臂的马内实验仅仅过去了4年时间。

尼科莱利斯对全球的同行发表宣言称,这是开发大脑机器界面的第一步。10年内将有望让四肢瘫痪的患者通过思想来控制行走工具,以达到重新行走的目的。届时，植入人类大脑中的电极将可以把信号传输到人们随身穿戴的设备（如手机）上，再将信号传输给一副穿在腿上的"外骨骼"。他说："当这个人想走路时，外骨骼就会带着他走起来。"

后来的事实证明，用不了 10 年，这个目标只用 6 年就实现了。

接下来就是我们熟悉的情节了。

2014 年，巴西世界杯开幕式上，瘫痪数年的青年朱利亚诺·平托穿着一件"外骨骼"式的"机械战甲"，在尼科莱利斯所做的脑机接口的帮助下，通过意念踢出了当年世界杯的第一球。

"全世界应该再没有哪位科学家能够在 7.5 万名充满热情的巴西球迷和 12 亿直播观众面前对他的研究进行同行评议。"这是美国国家卫生研究院对这件惊人之事的评价。

如今，脑机接口技术正在迅速发展。科学家已经开始攀登脑机接口这座金字塔，逐级"改造"人类，实现进化。

下一讲，我们将进入第二模块。我会带你从四层脑机金字塔出发，拆解完整的脑机应用体系。

修复：身体机能怎么恢复

第 4 讲

从 这一讲，我们正式开始攀登脑机接口四层金字塔。这四层分别
是：修复，改善，增强，进化。我会带你逐级查看脑机接口是
怎样"改造"人类，完成"进化"的。

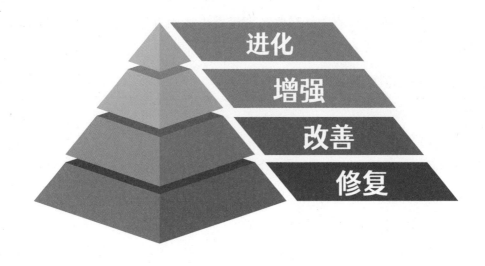

图 4-1　脑机接口四层金字塔

首先进入金字塔的第一层——修复。这是脑机技术的起点和初衷，

在这里，我们将看到脑机是如何帮助人们修复身体损伤的。

对于脑机的这项应用，你应该已经不陌生。上一讲中我们说到，2014年巴西世界杯开幕式上，瘫痪少年借助"外骨骼"系统开出了第一球。这一年也被视为"脑机元年"，这套"外骨骼"系统正是脑机在修复领域的杰出代表。

如果你对"外骨骼"这个词有点陌生，你可以想象一下电影《钢铁侠》，托尼·斯塔克也是用意念操控"机械战甲"。这套战甲仿佛是他的第二层皮肤，与他的身体完美地融合在一起。

不过，现实中的"外骨骼"可没有电影中这么强大。相比钢铁侠的战甲，尼科莱利斯团队做的这套"外骨骼"要简陋一点，而且十分笨重，战斗值更是"不值一提"。

虽然这已经是8年前的事了，近几年来脑机技术已经取得了令人惊叹的进步，但故事还是得从这一幕说起。我会通过拆解这套"外骨骼"系统，告诉你为什么应用脑机技术修复身体这件事这么重要，以及它对我们普通人究竟有什么意义。

让我们再次回到 2014 年巴西世界杯开幕式上那个见证奇迹的时刻。

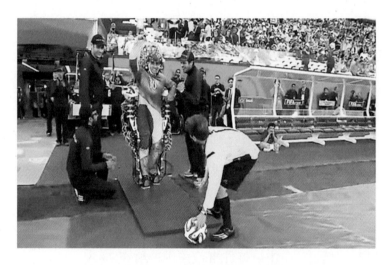

图 4-2　朱利亚诺·平托踢出 2014 年巴西世界杯的第一球

青年朱利亚诺·平托就是穿了这样庞大、笨重的"机械战甲"，踢出了当年世界杯的第一球。

这是全世界都知道的事情，但大多数人都忽略掉的一个细节是，平托本人在开球后兴奋地大喊道："我感觉到球了！"

注意，平托喊的不是"我做到了"或者是"我踢到球了"而是
"我感觉到球了"。

为什么他这么激动？为什么这句话才是最重要的？为什么这一切
的"总导演"尼科莱利斯说这才是最关键的细节？

事情的起因是一场严重的车祸。2008 年，平托不幸因车祸造成脊
髓受伤导致全身瘫痪，之后数年他都在轮椅上度过。出事之前，他是
一名运动员，而在这之后，他从胸到脚趾都没了任何知觉。

开幕式上，平托不仅通过脑机接口踢出了那一球，更重要的是，
这是 6 年来他第一次重新感受到了足尖触碰到足球的感觉。这一脚球
对平托的意义，几乎是无价的。

没错！"感觉"，才是整件事最关键的所在。

我们要承认，自然界的所有生物看上去稀松平常的生命能力，其
实都是极为精妙的复杂设计。作为一个身体健康的正常人，当我们完
成走路、跑步、踢球等所有动作时，我们将其视为理所当然，我们完
全没有经过思考，我们也完全没有意识到这些动作本身就是造物的奇
迹。但即使人类最优秀的科学家和工程师，要复制这样一个简单的动
作，至今依旧是不可能的事情。就连巴西世界杯上那套看起来笨重又
简陋的"外骨骼"装备，都是尼科莱利斯教授组织全球 20 多个国家的

实验室，花费了巨额经费和数年的时间才完成的。

为什么这么难？什么才是脑机技术发展中的最大阻碍？

答案就在最稀松平常的"感觉"二字中。

感觉，在神经科学家那里有个专有名词，叫作"感觉反馈"。我们的皮肤能感到寒冷与温暖，我们的味蕾能感受到食物的酸甜咸淡，我们伸出手能感受金属的冷硬或者木头的质感……这些都是感觉。感觉反馈，就是你的身体可以通过无处不在的感觉细胞（感觉神经），给大脑送去对外界的反馈。比方说，一杯刚刚沏好的热茶，你轻轻呷一口，你的舌头将痛觉反馈给你的大脑，你的大脑便立刻下令阻止了你继续喝茶这一动作。这事听起来十分简单，你在中学生物课上就已经学过了，但千万别忘了，瘫痪病人是没有任何感觉反馈能力的。

要是一个人没有感觉反馈能力会怎样呢？

你听过一种叫"无痛症"的罕见病吗？这是一种先天性遗传病，得了这个病的患者生来就没有感受痛觉的能力，他们永远不知道"疼痛"是何物。骨折、烧伤等对于正常人来说是巨大的痛苦，但对他们来说却和用手指触碰其他东西没有任何区别。因为没有疼痛的存在，他们都会表现得十分"坚强"，从来不会因为外伤而有任何的哭闹。

完全阻隔身体的一切疼痛，这听上去是一种很不错的超能力，但是实际上因为痛觉的缺失，也意味着他们特别容易受到更多伤害。在美国的明尼苏达州，一个叫戈比的小女孩就是这样一个"不怕痛"的小女孩。据她的父母回忆，她从长了牙开始，也会和一般的小孩子一样喜欢啃手指，但是如果没有人阻止的话，她会把自己的手指啃到血肉模糊。就算她被父母严密监视着禁止咬手指，她也还会用自己的牙齿嚼舌头，就像是嚼一块泡泡糖一样，她多次因为舌头被咬伤而进医院。出于无奈，戈比的父母只能在医院把她所有的牙齿拔掉——这个过程似乎并不残忍，因为全程都是无痛的。

身体的疼痛本就是机体的一种警告，它的出现划清了危险的界限，而疼痛的缺失会让人难以对危险做出判断。

对于许多瘫痪病人来说，他们最大的痛苦不仅来自无法操控自己的身体，更在于他们再也无法感知这个世界。而脑机接口要做的事情，不仅要让高位截瘫的平托重新站立起来踢出那个球，更重要的是，让他跟正常人一样，重新感受到脚尖触碰足球的感觉。对平托来说，那就是人世间最美好的事情！

而这也是脑机接口技术面临的最大挑战。当你用手去抓一根铁棍，你会用很大的力气，如果让你拿起一枚鸡蛋呢？你会轻拿轻放。因为你的身体与大脑形成了一整套"完美"的感觉反馈机制。但是如果换成机械臂就不一样了，机械臂表面没有感觉细胞，没有感觉神经的分布，它不能分辨这个东西到底是铁棍还是鸡蛋，更无法将这个信息直接传递给大脑，你的大脑便无从判断要用多大的力气——如果用拿铁棍的力气去拿鸡蛋，鸡蛋很可能会碎掉。

也就是说，如果没有"感觉反馈"，大脑发送错误指令的概率将非常大。

"脑—机—脑"界面：做到像人一样感知

需要特别指出的是，目前面市的许多脑机接口技术，无论是用意念操作物体，还是在虚拟世界中获得更加畅快的体验，都是由"脑"到"机"的单向过程。

科学家正在想办法更进一步，解决脑机接口技术存在的主要问题：感觉缺失。目前已经面市的大多数神经义肢是没有感觉的，它不能像真正的人手一般有触觉，无法感知物体的温度、材质，因此使用者能明显感觉到那些假肢不是自己身体的一部分。更可怕的是，由于假肢没有感觉反馈，所以在与他人握手时我们很可能一不小心把对方的手指捏碎而自己全然不知。用机械臂抓取鸡蛋而不损坏蛋壳几乎是一项不可能完成的任务。要解决这个问题，传统的思路是：大脑发出的信息应该传给配有传感器的机械臂，而传感器又能将信息直接反馈给大脑。这种"脑—机—脑"技术能够实现直接的感觉回馈机制，这样一来，机械臂就如同真的长在你身上一样了。这便是尼科莱利斯所开创的"闭环脑机接口"理念。

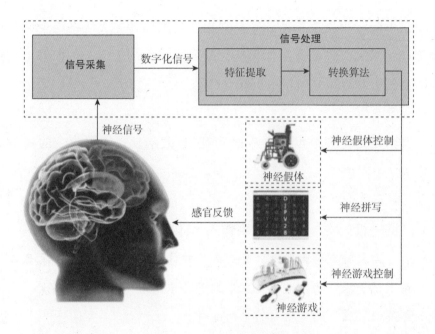

图 4-3　闭环脑机接口

注：脑—机—脑界面，即被试大脑与人造执行器之间直接进行双边交流，中间不通过被试的身体，而是直接进行脑与机器的互动。

最开始时，尼科莱利斯利用猴子做这个实验，他在猴子的大脑中植入电极，通过脑机界面将其与机械臂相连。与以往的实验不同的是，这些机械臂上配有传感器，传感器能通过连在猴脑内的躯体感觉皮质的电极将信号回馈给大脑（躯体感觉皮质会记录触碰产生的感觉）。这就意味着，尼科莱利斯在机械臂和猴脑间建立了感觉神经的回馈通路。

为了达到实验目的，尼科莱利斯团队发明了一套新的代码以代表不同的质地，无论是粗糙的木头还是光滑的金属，都有一组特殊的代码与之对应。经过一个月的实践，一部分猴子的大脑学会了这种新代码，并开始将代码和不同物体的表面质地联系起来，一一对应。猴脑获得了从机械臂传感器那里传来的代码，便能感受到与之对应的物体质地。这个实验证明了，通过"脑—机—脑"接口可以实现对皮肤感觉的模拟。

平托的"外骨骼"同样使用了一套这样的系统，他的手臂神经将足部的模拟感知信号传输到大脑中，这让他在踢出那一脚后高呼："我感觉到球了！"虽然这还不是直接把感官信号回传到大脑中的真正意义上的闭环脑机接口，但它为全球的研究人员指出了一个清晰的发展方向。

这是尼科莱利斯创造的又一个小小的"奇迹"。

为什么这么说呢？还记得电影《星际迷航》中的"全息甲板"吗？人们可以在虚拟世界里自由漫步，那里的一切不再仅仅是光影图像和声音。人们不仅能听到、看到，最重要的是还能亲手摸到、感受到。人们可以脚踩浪花，感受微风拂面，可以触摸到游戏里的玩伴的身体，就好像在现实世界一般。这种体验是如此美妙且难以言喻。这就是所谓的"触觉技术"，即用数码技术模拟触碰时所产生的感觉。尼科莱利斯的创造首次向世人表明："全息甲板"终有一天会从想象变为现实。

这个实验同样是具有里程碑意义的。要真正绕过躯体，实现意念对外部物体的直接操控，需要两个必不可少的部分：一个是大脑发出的信号，通过脑机界面从中提取动作指令，将其传送给人造机械（输出部分）；另一个是为被试的大脑提供描述执行器表现的反馈信息（输入部分）。这两个部分缺一不可，同样重要。

然而，到目前为止，世界上大多数实验室所做出的脑机接口大多数都只实现了第一个部分，即信息输出；即便有感觉反馈，也是来自视觉（看见），而非触觉（真正感受到）。

例如，在那次让尼科莱利斯闻名世界的"月球行走"实验中，在美国的猴子通过意念控制着位于日本的人形机器人，并让它成功地在跑步机上追随自己的步伐行走了差不多10000千米。猴子并不能真正感受到机器人行走时的感觉，不能感受到机器人的脚踏在跑步机上的触觉，它只能通过视觉反馈来调整自己的动作。这也是此前诸多实验普遍采用的模式。

坦白来说，视觉反馈之所以会在脑机接口实验中比较受青睐，是因为在实验室环境中它比较容易实施。像猴子这样的灵长类动物能够高效地处理视觉反馈，可以毫无困难地与电视屏幕进行互动。但是真正成熟的脑机接口技术绝不能只有视觉反馈。以神经义肢为例，假如我只能看见它，而不能感受到它，那么也许我能准确地牵起你的手，但我不知道该用多大的力气，也许轻轻一握，你的手骨就会断成两截。

要想将大脑彻底从身体中解放出来，必须真正超越这些来自躯体感受的局限。神经科学家必须找到一种方法让脑机接口的输入反馈部分完全不受身体周围感觉器官的限制，这才是脑机接口真正的未来。

而只有实现了这一点，尼科莱利斯所设想的"外骨骼"才能从实验室走向现实世界，真正帮助成千上万的瘫痪患者重新站立、重新行走；也只有实现了这一点，"外骨骼"才能实现进化，升级为具有超能力的"机械战甲"。

尼科莱利斯教授是怎么解决这个问题的呢？

实际上，"外骨骼"正是一种以特殊材料制成的可穿戴机器人。它坚固、柔韧，能将人体紧密地包裹起来。你想做出任何动作，例如迈步、走路、踢球等，只需动动脑筋想一想，便能用意念控制它的动作，你的身体也能随之活动起来。更重要的是，尼科莱利斯团队还做了一种"人造皮肤"来模拟"感觉反馈"。

这层所谓的"人造皮肤"其实就是一堆传感器。尼科莱利斯教授把它附在"机械战甲"外部，用来探测接触地面的信号，比如触觉、温度、压力等。通过人造皮肤的反馈，平托可以判断地面信息：现在是踩在沥青地面上了，还是草地上了？根据不同的反馈，他就可以调整"机械战甲"行动的力度和速度。

这就是目前脑机接口最重要的研究方向之一：如何更好地重建"感觉反馈"？

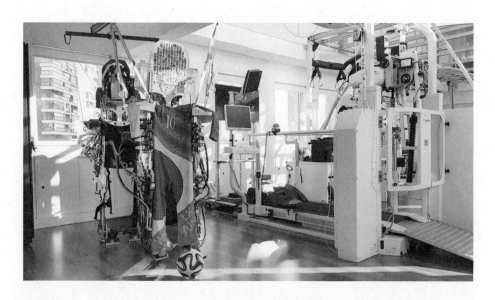

图 4-4　巴西世界杯开幕式上使用的"机械战甲"：初代脑控"外骨骼"

在巴西世界杯开幕式上，平托的大脑发出的信号被布满电极的"头盔"搜集并传输到装甲上一台笔记本大小的计算机中，计算机分析解读信号后，向"机械战甲"输入了"踢球"的动作指令，让瘫痪少年迈出具有历史意义的一步。

对正常人来说，要完成"踢球"这个动作就像走路一样容易。我们在走路时，从未想过要如何控制肌肉迈出双腿，也从未想过要先迈左腿还是先迈右腿，在我们的大脑毫无意识的情况下，我们的身体就自然而然地完成了这个简单的动作（肌肉记忆）。但对与大脑相连的"机械战甲"而言，这个简单的动作背后承载了极为复杂的过程。

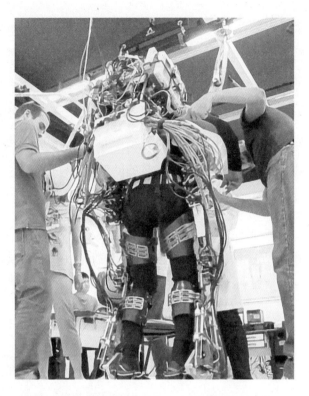

图 4-5　复杂的"外骨骼"系统

　　首先，平托的大脑发出的信号会通过无线传输的方式传送给计算机。计算机将大脑电信号转换成数字化的行动指令，先让"机械战甲"稳住平托的身体，然后诱导机械腿在平整的草坪上协调地做着前后运动。当平托发现脚和足球接近时，想象着用脚去踢它，300毫秒之后，脑信号就会命令"机械装甲"上的机械脚以巴西式的踢法，将球勾起，向上踢出。

人们对神秘大脑的探索已经进行了上百年，但直到 2014 年世界杯开幕式上这轻轻的一脚，人们才意识到人脑和外部设备的连接已经成为现实。从那以后，脑机接口迅速成为全世界关注的焦点。之前只存在于科幻电影里的装备终于成真，尽管它看起来还比较笨重，而且造价不菲，但尼科莱利斯的"外骨骼"给全球十几亿观众传递了一条信息：大脑控制机器已不仅仅是实验室里的演示和技术幻想，未来它将迅速发展，以修复残障人士备受挑战的躯体和人生。

在尼科莱利斯自己的认知当中，在他数十年漫长的科研生涯中，这只是一个承上启下的节点。此后他又开启了"重新行走"项目。

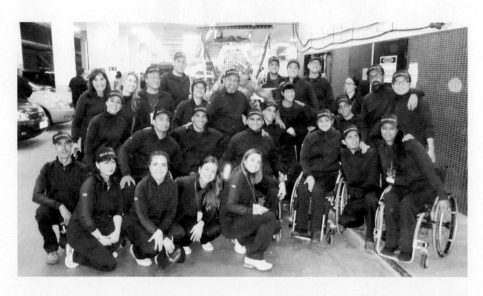

图 4-6　2014 年巴西世界杯，"重新行走"项目团队在成功开球展示后的合影，
中间穿球衣的就是穿戴"外骨骼"开球的平托

在 25 个国家和地区的 156 个科研团队的努力下，"重新行走"项目从一开始就不是为了让瘫痪患者动一动腿、开出一个球那么简单。这个宏大的项目更像是一次脑机接口行业的总动员和嘉年华，来自不同国家、不同单位、不同专业、不同流派的研究人员集思广益，将脑机接口过往数十年的狂想和成果综合到了一套设备上，帮助脊髓损伤患者进行康复训练。当然，尼科莱利斯团队的技术成果依旧是整个系统的核心。

从 2012 年到 2014 年，"重新行走"项目团队在一年多的时间里完成了工程学的奇迹：全世界第一套全脑控液压外骨骼，第一款沉浸式虚拟现实脑运动训练系统，第一位完全依靠脑部活动驱动全身脑机接口设备进行行动的受训者，可能是全世界最大规模的一次同行评议活动……还有第一次让瘫痪患者重新感受到踢球的感觉。

还记得"月球行走"那个实验中跟猴子一起走路的机器人CB-1吗？它的发明者戈登·陈教授是一位全球著名的人形机器人学家，他也参与了这个项目。他设计了如皮肤一般的触感传感器，并将它们嵌在了"外骨骼"的足底。

当你穿上这套"外骨骼"装备时，首先设备会通过虚拟现实让你适应喧闹的球场环境，这样你就不至于在数万名疯狂球迷的欢呼声中不知所措，从而无法输出可靠的机电运动指令。接下来，你会在虚拟空间和现实当中尝试感知足底的触感，这样可以使你更加准确地发出脑部指令，让双足、双腿的行动适应不同的"地形"——在绿茵场和沙滩上踢足球使用的力度显然是不同的。

在确保你的大脑能够发出准确的控制信号之后，科学家们会就实际操纵脑控外骨骼展开训练。这是一个艰苦的过程，你必须进行一次又一次的训练，还要不停地排除虚拟空间中各种喧闹声的干扰。值得庆幸的是，在脑机接口的另一端，以人工智能算法辅助的解码系统也在同样适应着你的脑波指令，不断地自我学习和修正，让这种"适配度"变成双向对开，就像日本动画《EVA：绝密冲击》中提升人与仿生机甲的"契合度"那样。

是的，除了"感觉"以外，第二件非常重要的事情就是"训练"。

你可能没想过，使用脑机接口是需要训练的。想要顺畅地使用脑机接口，特别是要顺利帮助那些瘫痪多年的病人重新站起来走路，需要使用者和机器不断磨合，持续训练才可以。

平托在顺利开出那个球之前也经历了半年多的训练。当时他得戴一个电极帽，让科学家们采集他的大脑信号。在训练中，他的任务就是做"运动想象"。我们一听"运动想象",感觉很容易,是不是就是想象让我们的腿"向前走""向后走",然后机器就会按照我们的想法走了呢?完全不是。

大脑解开的脑电范式非常有限。我们压根不知道做这种复杂的运动活动时脑电反应是什么样的。所以平托这样的被试去做"运动想象",具体想些什么呢?

他想象的是"眨眼",或者想象"动舌头"。这些信号是科学家可以采集到的,这就是"运动想象"。然后,科学家再把这个信号翻译成让机器向前走的指令,这个过程是不是很拧巴?

而且,每个人的脑电范式都有非常大的差异,每一次一样的运动想象,大脑神经元的活动都是不一样的,这给脑控设备带来非常大的挑战。

现在你知道这件事有多么不容易了吧?

尼科莱利斯团队又一次给了全世界惊喜。2016 年 8 月,全球各大媒体重磅报道了"重新行走"项目的最新进展:为 2014 年世界杯开幕式参与训练的被试实现了脊髓损伤的逆转性康复效果。第一批的 8 位被试中,7 位得到了不同程度但均为显著的康复,恢复了一定程度的感觉和肌肉控制能力,而他们当中有多人已经完全瘫痪超过 10 年。

"实际上，在进行了仅仅 10 个月的被巴西医学团队称为'大脑训练'的训练之后，被试已经能够清晰地做出行动决定并从他们已经超过 10 年未曾使用的肌肉得到反馈，"《卫报》报道称，"其中一个人已经能够离开房子，并且能够开车，另一个人已经怀孕并生育。"

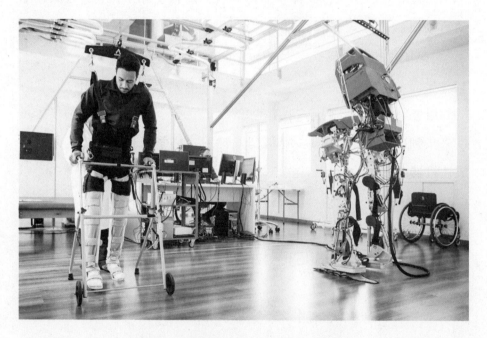

图 4-7　脊髓损伤患者在进行康复训练

听上去还是比较复杂？

我们来举其中一个例子。有一位瘫痪的女士参与了这个项目，经过 23 个月的训练后，竟然恢复了部分行动能力。也就是说，她可以在没有"外骨骼"，也没有脑机设备的帮助下，仅靠简单的辅助工具，比如拐杖，就能短暂行走了。

要知道她已经13年没有走路了，正是在脑机的帮助下，持续让大脑和腿部神经元放电，病人原本断裂的神经回路，发生了"重新连接"。

原本科学家做脑机的初衷是让瘫痪多年的病人借助"外骨骼"等装备重新站起来，结果练着练着竟然惊讶地发现，他们可以抛开这些笨重的装备，自己能靠双腿走路了！

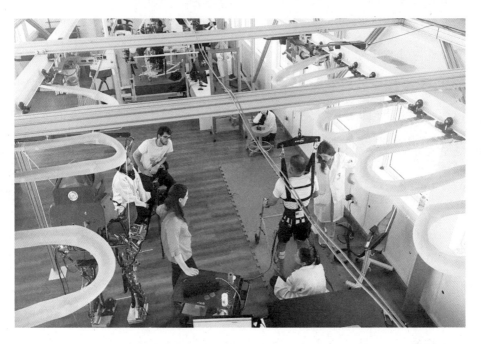

图 4-8　科学家帮助脊髓损伤患者进行康复训练

这种神奇的事情是怎么发生的?

对此,尼科莱利斯是这么解释的:"先前的研究表明,大量确诊为完全瘫痪的患者可能仍会留下完整的脊神经,这些神经多年来收不到从皮质到肌肉的信号,从而保持着静默。随着时间的推移,使用脑机接口设备能够重新'激活'这些神经。它可能只是残余的少量纤维,但这已足以将信号从大脑的运动皮质区域传送到脊髓。我们在论文中显示的是,长时间使用脑机接口设备的脊髓损伤患者在运动行为、触觉感觉和内脏功能等方面确实得到了改善。到目前为止,还从未有患者在被诊断为完全瘫痪许多年后还能恢复这些功能。"

在"重新行走"项目团队发布的相关视频中,编号为"1号患者"的32岁女性患者已经瘫痪13年,她在经过大约1年的训练后已经可以按照自己的意愿移动双腿,只是暂时还需要吊具承担身体的质量,并使用电刺激设备来逐渐重新激活她由于长期未使用而变得萎缩的肌肉。

在2019年的公开资料中,编号为"3号患者"的男性患者已经瘫痪了6年,他在第一次使用"外骨骼"系统训练后还只能自行移动双腿并需要护士推动他产生往前的驱动,在第九次训练后(大约3个月后),他已经可以在承重吊具和手扶支架的支撑下靠着自己的腿进行行走训练了。"重新行走"项目在巴西已经完成了对两批患者的临床康复训练,取得了成体系、成规律、令人满意的可靠疗效。

至此，这一集合全球百余个科研团队的联合攻关项目终于获得了具备实际应用价值的重要成果。"重新行走"项目不但让瘫痪患者站起来、走出去、踢出球，还开创性地首次实现了完全瘫痪患者的脊髓损伤逆转性康复。圣保罗的阿尔贝托·桑托斯-杜蒙特研究协会实验室已经开始全球范围的国际合作和技术授权。

2018 年 2 月，中国某著名神经学康复医院成为"重新行走"项目在亚洲的第一个授权临床研究中心，目前，两个赴巴西培训的团队均已回国，正在展开对被试的封闭性训练。2021 年 5 月，这项工作在中国正式发布首个案例成果，一位瘫痪 6 年的女性被试经过半年的训练已经恢复了相当程度的自主行走能力。"重新行走"项目在大洋的这一端也结出了震撼性的硕果。

再次套用那句名言，这真是"平托的一小步，人类的一大步"。尼科莱利斯相信，"重新行走"项目将为无数瘫痪的人带来重生的希望，包括那些在残酷的战争或惨烈的事故中遭遇不幸的残障人士，以及渐冻症患者、帕金森病患者和其他正在经受磨难的人。

总结一下，在修复这一层，脑机接口正在尝试为瘫痪、中风的病人提供更多的治疗机会。持续训练带来的，甚至不只是机器替代身体，而是原本的身体得到了治疗和恢复。虽然距离技术成熟还需要更多时间，但科学家一直在努力，因为这是人类了解自身必须迈出的一步。

3

以上，我通过拆解"外骨骼"系统，向你介绍了全球脑机技术研究前沿"重新行走"项目。如果脑控外骨骼可以让瘫痪的人直立行走，这当然是对他们行动能力的恢复。而脑机对人体的修复远不止于此，目前，科学家已经能够利用脑机接口和相关领域的技术成果修复部分感官，主要包括听觉、视觉和前庭感觉（平衡和空间感）。

人工耳蜗你一定听说过，这是迄今为止最成功、临床应用最普及的一项脑机接口技术，也是目前运用最成功的生物医学工程装置。人工耳蜗是一种电子装置，它能够将声音转换为电信号，再利用植入体内的电极系统来刺激听觉神经，借此帮助失聪人士恢复、提高甚至重建听觉功能。

早在 1800 年，意大利物理学家亚历山德罗·沃尔塔就发现了电刺激正常耳可以产生听觉。直到 1957 年，法国的两位科学家才完成了第一次全聋患者的耳蜗电极植入。而现在，全世界已把人工耳蜗作为治疗重度聋至全聋患者的常规方法。全世界已有十几万失聪人士使用了人工耳蜗，其中半数以上是儿童。

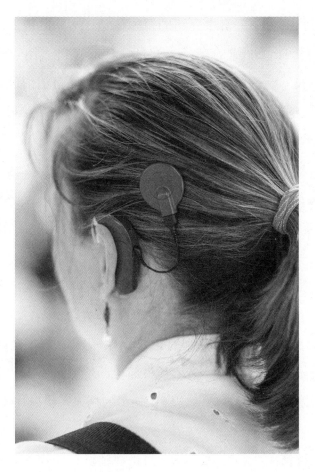

图 4-9　人工耳蜗

　　脑机对视觉修复技术的研究起步也非常早，甚至在脑机接口刚具备雏形的时候，科学家就已经开始了相关的工作，但至今这一技术整体上还处在实验室研发阶段。这方面的研究和应用落后于听觉修复，主要是因为视觉传递的信息量更大，而且视网膜和中枢视觉系统在功能上相对复杂。不过，科学家们依旧有办法。

还记得我们在第一讲中介绍的"棒棒糖＋太阳眼镜"的神奇装置吗？这种叫作BrainPort的产品，就是一种能让盲人用"舌头"看见世界的脑机技术。这种装置外形像一副墨镜，经由细细的电线同一个"棒棒糖"式的塑料片连在一起。盲人只需要将"棒棒糖"含在嘴里，再戴上墨镜。墨镜会收集图像信号，比如形状、大小、深度、角度等，这些信号被转化为不同的电刺激，通过藏在"棒棒糖"里的芯片刺激盲人的舌头表面神经，并将这种刺激传到大脑，大脑接下来再将这些刺痛感转化为图像。这样，盲人就通过舌头"看见"东西了。

而在前庭感觉修复上，美国的德拉·桑蒂娜教授做出了许多值得称道的探索。双侧前庭功能低下的人，其平衡感很差，常常会感到头昏眼花，严重的甚至连行走都有困难。桑蒂娜的方式是改善耳蜗植入物，通过电刺激内耳，根据患者头部运动传感器发出的信号进行修改，以激活附近的前庭神经，这样便能帮助病人平衡肢体避免跌倒。

还有一种修复非常特殊，科学家正在尝试让闭锁症患者，就是完全无法与外界沟通的人，能够使用脑机进行打字，对他们的沟通能力进行修复——这就是所谓意念打字。而脑机的这项应用，一旦能够成功走出实验室，也将给我们普通人的生活带来极大改变，因为它将从源头颠覆我们的创作以及社交。

所谓意念打字，就是使用脑机接口思维进行外部输出。相关的尝试早在20多年前就开始了。至今，研究人员已经通过各种侵入式、非侵入式或半侵入式的手段来读取脑部和神经信号,并通过计算设备将这些信息转为文字输出。许多人对意念打字并不陌生,它能最为直观地体现外部设备对脑信号的捕捉精度和转化速率,以及"人—机"协同的最新成果。

令人自豪的是,我国的研究人员在这一领域一直紧跟前沿,甚至在一些细分领域还走在了世界前列。2013 年 5 月,清华大学的洪波教授团队通过和中国人民解放军总医院(301 医院)及清华大学玉泉医院等的合作,利用癫痫患者植入颅内电极定位病灶的手术,研究实现了一种基于大脑皮层表面神经信号的新型微创脑机接口。通过使用 3 个电极记录硬脑膜上的信号,他们实现了每秒 15 个字符的脑机信号传输速率。

这种意念打字具体是怎么实现的呢?简单来说,科学家首先需要将电极置于癫痫患者的大脑皮质之上,当患者听到各个词语时,大脑传来的信号经过电极被记录下来,最终将得到一部能与大脑里的电极发出的信号相匹配的"词典"。例如,患者被要求说出 10 个常用词语,如"是"和"不是","热"和"冷","饥饿"和"口渴","你好"和"再见","更多"和"更少"。当患者说出这些词语时,计算机就会将大脑发出的信号记录下来。如此一来,研究人员就能建立一种所说词语和大脑发出的计算机信号之间一对一的对应机制。接下来,每当患者说出特定的词语时,计算机就能准确地识别出每个词语,已有的成果表明,其识别的准确率高达 76% ~ 90%。这就意味着,在这种技术的支持下,此前只存在于科幻小说中的"心灵感应"

成为可能。更进一步说，完全瘫痪了的中风患者或许能够通过一部可以识别个体语言大脑模式的语音合成器"开口说话"。

衡量意念打字技术的除了准确率，效率也很重要。最新的报道是，2021 年，美国斯坦福大学、布朗大学、哈佛医学院的联合团队已经将"意念手写脑机接口"的打字速度提升到每分钟 90 个字符，实时准确率超过 94%（与自动更正程序配合后准确率超过 99%），已经基本达到研究对象同年龄层人群用手机打字的一般打字速度（每分钟 115 个字符）。

目前，意念打字领域的世界纪录产生于中国的天津大学，其开发的大指令集高速无创脑机接口打字系统，能够让普通人利用脑电波打字的速度达到每分钟 200 到 300 比特，一二十个汉字。这已经是相当惊人的速度了。

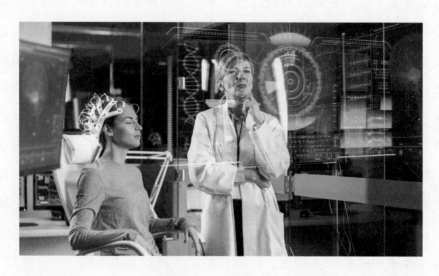

图 4-10 意念打字

然而科学探索又岂会止步于此？接下来，更多的团队将目标瞄准了图像与声音。他们希望发明一种能够记录人脑中声音与图像的机器，而不仅仅局限于文字。试想，将来有一天，你只需在脑中想象一个画面，脑机接口就能将其打印出来，再加上 3D 打印技术的日臻完善，也许我们每个人都能成为优秀的设计师、建筑师和艺术家。

对于这项技术前景的想象已经让一些商业大佬蠢蠢欲动了。其中最具代表性的就是 Meta 公司（原 Facebook 公司，后面简称脸书）。脸书可能是在意念打字领域需求最为明确的重量级参与者了，但受限于技术发展的现状，它目前的主要成果还是集中于传统的肌电信号控制。2019 年，脸书耗资 10 亿美元收购肌电腕表初创公司 Ctrl-Labs 并将其融入脸书的"现实实验室"研究部门，主攻脑机信号与延展实境相结合的沉浸式操作体验。

好了，说了这么多，让我们来总结一下。这一讲我们讨论了脑机接口技术修复领域中可能的应用场景。随着这项技术的日臻完善，越来越多的企业家也在寻求脑机接口技术的商业化前景，他们希望将一些颇具科幻色彩的发明加入那些野心勃勃的商业计划书中。毕竟，人类很少真正满足于现状。每次实现某个成就，人类大脑最常见的反应并非满足，而是想要更多。人类总是追求更高、更快、更强，拥有健康的人们渴望更舒适、更愉悦、更幸福的人生。这就决定了脑机接口技术的未来。

在下一讲中，我将带你攀登脑机金字塔的第二层——改善。我会为你介绍脑机接口如何改善大脑状态，让你有机会获得更强的专注力。

改善：精神状态如何改善

第 5 讲

现在你应该已经认识到，脑机接口实际上是一门十分复杂的交叉学科。它的核心学科包含了脑科学、认知科学、神经工程、神经科学等多个领域，而且这种交叉学科的发展还需要复合性前沿科技的融合与互通。脑机技术想要发展，仅仅在修复这一层是远远不够的。

未来，脑机技术不仅能够修复人的身体，更重要的是将影响所有能够解放人类肢体的行业：医疗、计算机、虚拟现实、沉浸式娱乐、教育培训、高性能运动、制造业、汽车行业、空天产业、建筑工程、运输物流、线上社交、安全加密、通信传输、市场金融、极端环境探索、抢险救灾、军事防务等。

现在请打开你的脑洞，跟我来一场探索之旅。年轻人永远是黑科技的尝鲜者，如同拥抱"元宇宙"一样，数字时代的原住民正在用同样的热情拥抱即将到来的脑机时代。那些成功实现商业化的脑机项目从年轻人身上找到了最好的切入点。

在这一讲，我将带你登上脑机金字塔的第二层——改善。我希望你了解，脑机接口技术远远不只是一种治疗的手段，它与我们每个人的生活息息相关。

早在 2009 年，著名的神念科技公司（NeuroSky）就推出了第一款意念控制类游戏《意念球场》。运用脑电图传感器，玩家可以在这款游戏中通过意念控制迷宫里的小球。当玩家戴上意念球场脑电图传感器设备时，只需动动脑筋就能提高迷宫里风扇的转速，风扇推动小球沿着球道滚动，最终走出迷宫。从这个看起来毫不起眼的小游戏起家，神念科技公司已经发展成业内的传奇。

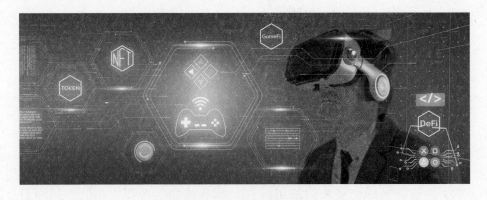

图 5-1　意念控制类游戏

如今，意念控制类游戏火爆全球，有1700家软件开发商同神念科技合作，它们大多依赖神念科技的"脑电波移动头盔"。经过几代更迭，最新一代的"脑电波移动头盔"已经不是当初那个需要在脑袋上涂满黏液的笨家伙了，取而代之的是一根戴在额头上的"头带"。这种头带体积很小、十分轻便，又丝毫不影响它的灵敏度。戴上它，你就能在虚拟世界里纵横驰骋了。借助它，你能通过意念来控制游戏，你也可以向敌人开火，躲避敌人的追击，甚至组团战斗，打怪升级，获得各种武器和秘籍，其他游戏有的，它一样不少。只有一点不一样，那就是，玩这款游戏你不用操作游戏手柄或计算机键盘，只需要坐在屏幕前，扮演一个无所不能的"神"。

玩家这样评价神念科技："新兴视频游戏即将形成一个全新的生态系统，而神念科技正是这个行业的'英特尔'。"

对于数字时代的原住民来说，意念游戏界的"英特尔"意味着什么？意味着这不仅是一家公司，更是一个新时代的符号与新身份的标志。

脑机技术不仅在沉浸式娱乐行业前景可期，这种可穿戴脑电图传感器还能做很多事情。比如改善大脑运行，让我们时刻就像刚睡了一个好觉，精神抖擞、注意力集中、思维敏捷，能够清醒而高效地学习和工作，获得高质量的生活。

美国旧金山的SmartCap就是这种"脑电图帽子"的开发公司之一，它们的产品配备了一套可持续追踪佩戴者的脑电波并进行分析的系统。当佩戴者出现疲劳的迹象和症状时，智能帽子SmartCap便会对系统发出提醒，以防佩戴者因为疲劳而犯错或遭遇意外。例如，当你的疲劳程度在3或3以上，会有警告声进行提醒（有2～4个音阶供选择）。这就是在提醒你：应该小憩一下了。通过对大脑活动的分析，SmartCap可以帮助专业工人如矿工、卡车司机和机械操作员在工作时保持清醒，而这对于他们来说是确保生命安全最基本的方式之一。

自2012年起，SmartCap已经在南非、智利和澳大利亚等国的采矿业中投入使用，并进行了超过100万小时的脑电波分析。除了供矿工和大型设备操作员使用之外，SmartCap还希望能够将其应用范围拓宽至航空和公交等更多领域。而在日本，这种头盔已在热衷派对的交际达人圈里引起了流行热潮。当你将它戴在头上，这种脑电图传感器看上去就像猫耳朵一样，不经意间迎合了现代年轻人的喜好。当某事物吸引你的注意力时，你穿戴的"猫耳朵"便会竖起来；当你的注意力散去时，它便随之耷拉下去。在各种派对上，人们只需动动脑子就能将浪漫的兴趣表达出来，这样你就能知晓自己是否成功吸引到某人的注意了。

既然能够进行注意力测试，试想，如果将它应用在课堂上，那么，那些无时无刻不为孩子的学习成绩操心的家长将会多么乐意为它买单啊！

我们在第二讲中提到的BrainCo就是这样一家公司，迄今为止它已经获得了2亿美元的融资。据强脑科技孤独症项目负责人杨锦陈博士介绍，"孤独症儿童可穿戴脑电波康复系统研发项目"是国内首个脑机接口孤独症康复联合研发项目，旨在通过高精度非侵入式脑机接口技术，为孤独症儿童提供一种安全有效的康复手段。

除了SmartCap和BrainCo，这个领域还有一些正在成长中的优质公司，它们的出现为这项技术带来了新的动力。

成立于2008年的Cerêve公司总部位于美国匹兹堡。Cerêve公司正在研发一种帮助睡眠障碍或失眠症患者的设备。目前，美国食品药品监督管理局已经批准了Cerêve公司的睡眠系统作为"处方药"推出市场。

中国睡眠研究会的睡眠调查结果显示，中国成年人的失眠发生率高达38.2%，有超过3亿人患有严重的睡眠障碍，表现为睡不着、早醒、睡眠时间短、多梦等，患者不堪其扰，我本人就深受睡眠障碍的困扰。长时间的严重失眠会使身体长期处于亚健康状态，精神不好会严重影响工作效率和生活质量，而Cerêve公司所研发的设备无疑让人们看到了希望。BrainCo也开始在中国做这样的努力。

同样将目光投向睡眠市场的还有成立于2014年的Rhythm公司。该公司的产品Dreem是一个头带，睡觉时戴上，它就可以识别深层睡眠模式，并引入听觉或声音刺激确保你可以停留在这个阶段，从而提高你的睡眠质量。

助眠领域的市场之大远超乎你的想象，对这一点，只要看看身边有多少人失眠以及他们愿意花多少钱去解决这个问题你就知道了。至少我将非常愿意尝试这些新的技术和产品，毕竟安眠药只能治标不能治本，严重的副作用还会给你的健康带来难以预估的风险。

上面介绍的这些公司，都在脑机技术商业化领域做出了令人瞩目的成绩。戴上这些脑机产品，有可能改善你的精神状态，使你可以更容易集中注意力，获得更好的沉浸式娱乐体验，甚至进入"心流"的状态等。"心流"是当下最重要的几个心理学概念之一，如果你关注心理学或者教育学，你对它一定不陌生。那什么是心流体验呢？心流与脑机有什么关系呢？我来给你解读一下。

"心流"并非一个神秘或者新奇的概念，我们普通人在生活中或多或少都经历过心流的体验，只不过这些体验有强有弱。

比如说，你看电影的时候，有那么一刻，完全被剧情所吸引，彻底忘了自己，回过神来才突然发现自己很饿或者很想上厕所。这就是一种比较弱的心流。

我认识一位全国特级语文教师，他特别热爱讲课。每次一两节课上下来，他说自己总感觉才过去了十分钟，怎么这么快就下课了？这是心流比较强的一种体验。

你的人生中有过"忘情"的时刻吗？不管是一场全身心投入其中的比赛，或者是一场千万人大合唱的演唱会？那些时刻你心里激荡的难以言说的感受其实都是心流。就像一首老歌中唱的："投入地笑一次，忘了自己。"忘记自己的存在，忘记周围所有的存在，甚至忘记了时间的存在，进入一个专注的、极致的幸福时刻，就是一种强烈的心流。

在强烈的心流状态下，那些"不可能"的事情，就可能变得毫不费力。正如那些极限运动爱好者追求的不是锻炼身体，而是为了精神上极致的愉悦感。

谁不爱这种心流呢？我们在人世间苦苦追求的不正是这种幸福的体验吗？

"心流"这个词最早就是一位名叫米哈里·契克森米哈赖的心理学家提出来的，他原本是想研究人的幸福感从哪来。他调研了各行各业的人，发现人们感到最幸福的时刻都是一种相似的状态。你的每个决定、每个行动都跟你的上一个决定、上一个行动无缝衔接，做事完全不卡壳，非常顺畅，整个是自由流动的感觉，所以他把这个状态叫作"心流"——其实"心"字还是中文翻译时添加的，本来就叫作"流"。

需要特别说明的是，契克森米哈赖发明的是"心流"这个名词，他可没有发明心流。心流是人人皆有的普遍现象。以前的人们只是从不同的侧面、用不同的称呼在研究和追求心流。契克森米哈赖的贡献在于，他开启了心流的科学化。而他的后来者，史蒂芬·科特勒更是与脑神经科学家合作，从神经科学和神经化学的角度拓展了对心流的研究。

先说几个数字，现有的科学研究发现，心流状态下人的生产力最多能提高 500%，学习效率能提高 230%。

这些数据背后是有科学依据支撑的。现在科学家可以在一个人进入心流状态的同时，用功能性核磁共振扫描他的大脑，看看心流在大脑中到底是怎样一个活动。科学家发现，心流状态下，前额叶皮质的大部分活动都会被"关闭"。前额叶皮质是大脑中的"最高指挥官"，不仅负责执行注意力、决策、专注思考等高级智慧功能，而且人的自我意识和时间感也都在前额叶皮质中。

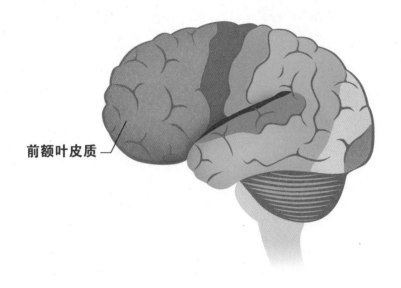

前额叶皮质

图 5-2　前额叶皮质

　　这个发现与之前人们的想象不同，进入心流状态时，你的大脑不是用得更多，而是用得更少了。换句话说，注意力才是心流的关键，而前额叶皮质是注意力的关键。

　　这样就能解释为什么在心流状态中人们感觉不到时间的流逝。因为时间感是前额叶皮质的功能之一，关闭了前额叶皮质，时间感对你就"不复存在"了。没有了时间感，真正活在当下，很有些"物来顺应，未来不迎，当时不杂，既过不恋"的意趣了。

　　由此可见，心流的基本原理有三点。

一个是停止：让前额叶皮质的大部分活动停止，忘记自我，忘记时间感，关闭监控声。

一个是集中：把注意力集中在当下正在做的这件事上，彻底活在当下。

一个是接管：让最擅长快速计算的大脑区域接管工作，发挥最大的创造力，体验最高程度的乐趣。

理解了这些原理，我们就有更多的办法进入心流状态，就能更科学地使用心流。

说到这里，你一定会追问心流和我们的主题脑机有什么关系，难道通过脑机接口可以让我们进入心流状态？

没错。美军早已将这种方法用在对狙击手的训练上——通过脑机激发狙击手的心流，以此获得更专注的注意力——对于一名狙击手来说，还有什么比注意力更重要的呢？

美国的一位女记者莎莉·埃迪就亲身尝试过这种体验，她将自己的经历发表在《新科学家》杂志上。

在美国国防部高级研究计划局附属的一个项目基地，埃迪进行了两次完全一样的狙击体验，表现判若两人。就像玩了一场异常真实的虚拟游戏，埃迪需要在游戏中击杀敌人。第一次，作为一名"小白"，埃迪的表现跟所有未经训练的普通人一样，当十几个敌人突然从意想不到的地方向我们发动攻击时，我们完全反应不过来，更别说击退他们。"小白"的失败简直是毫无悬念的。

但当她戴上那顶神奇的头盔之后，一切都不一样了。埃迪仿佛换了一个人，突然变成了冷酷专业的狙击手，迅速解决了十几个敌人，手法干脆利落，弹无虚发。在她还准备消灭更多敌人时，工作人员告诉她实验结束了。她感觉游戏才刚刚开始了三分钟而已，事实上，时间已经过去了近半个小时。

这就是脑机在激发心流中的应用。

最早，脑机接口在心流研究中是"被动"的，只是用来采集脑电波，判断你的大脑是不是处于心流状态。而近几年随着脑机技术的发展迭代，科学家们已经开始研究如何用脑机"主动"激发心流。

比如刚才介绍的美国国防部高级研究计划局的研究。有报道称，该机构使用了一种叫作经颅电刺激的技术，这种技术可以释放微弱的电压，激活数百万神经元放电，将你在普通状态的大脑，瞬间激活成心流状态的大脑。类似的技术还有经颅磁刺激，也是当下脑机领域研究的重点。

接下来，我们要从脑机激发心流的想象上再深入一步——既然用意念操控无人机等军事武器已经上路，那么原本只存在于科幻电影中的"意念机器人"离我们还远吗？

2011 年，日本福岛发生核泄漏事故。这次事故造成了数十亿美元的损失。由于工作人员暴露在核辐射地区内的时间只要超过几分钟就会有生命危险，日本政府第一批派进现场的是日本人引以为傲的工业机器人。

遗憾的是，这一次在福岛使用的机器人不够先进，实际上，它们就好比轮椅上放着一台计算机，再在计算机上安装一个摄像头。它们只能在辐射较弱的外围地区转悠，根本无法靠近高强度辐射的事故中心地带。

其实早前日本本田公司曾经研制出一种很先进的类人机器人，叫作阿西莫（ASIMO），是 Advanced Step Innovative Mobility 的简称，意思是"在创新移动中领先一步"。当时阿西莫是全球唯一具备人类双足行走能力的机器人。据说阿西莫已经学会了漫步、上茶、指挥交响乐团等行为，而且它还可以洞察人类的心思。改进后的阿西莫被制造成了可以通过意念控制的机器人，科学家将脑电图传感器放置在一名操作员的头上，该传感器和一台负责分析脑电图的计算机连在一起，计算机再和一台负责给机器人传输信号的装置连在一起。这样，只要动动脑筋，操作员就能通过意念控制机器人阿西莫了。

阿西莫虽然可以承受现场的高强度核辐射，但它却不具备修复福岛核电站的能力。它能够双足行走，可以看，可以听，可以转动头部，甚至能耸耸肩膀，然而对一座被毁坏殆尽的核电站的修复需要几百种动作才能完成，而阿西莫甚至连拧螺丝都无法完成。成熟、能够自己思考（或受远处操作员的控制），同时还能在受过严重辐射的地区进行修复工作的机器人，可能还要再过几十年才会出现。

过去 10 年里，全球很多实验室都开始了对意念控制机器人的研究。最近，麻省理工学院与波士顿大学的科学家联手开发了一款名叫 Baxter 的智能机器人。

Baxter 的"脸"就是一个显示屏的形状，上面还画着漫画版的眼睛和眉毛，看上去非常可爱。而且 Baxter 拥有一种过去的机器人都不具备的超能力：它可以根据探测到的人脑脑电图来检查自己的行为是否正确。当操作员戴上脑电图头盔时，Baxter 只要找到被称为"误差相关电位"的特定脑信号，就可以判断自己的行为是否正确，并及时对错误的行为做出纠正。目前 Baxter 的准确率高达 90%。至于剩下那 10% 令 Baxter 无法判断的问题，它会简单终止操作，然后询问与它相连的操作员，以得到一个更准确的答案。这无疑极大地减少了机器犯错的概率和决策沟通的时间。

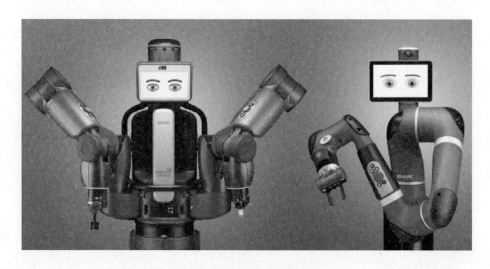

图 5-3　智能机器人 Baxter

　　人类开发机器人的目的之一是让它们成为人体的延伸，那么向它们教授人类复杂多样的语言，以使其明确理解我们的指令就显得格外重要。目前，流水线上为特定任务专门制造的工业机器人很少犯错误，但一旦它们犯错，代价就会是巨大的。因此，科学家希望人类可以通过远程操控机器人实施决策，并及时处理潜在的问题。

　　当然，这里的"远程"肯定不是手动控制，而是通过脑机接口技术来连通机器人与人类大脑。长久以来，研究人员都试图开发可以直接通过大脑信号控制的机器人。但问题是，为了做到这一点，大多数时候人类都必须以特定计算机可以识别的方式来"思考"，例如需要特定的闪光灯传递信号。但很显然，这是一个非常不自然的过程。因此，麻省理工学院的科学家换了一个思路，使我们不必训练自己用机器能理解的方式去思考，他们让机器理解我们的想法。

当然，Baxter距离完全理解人类还有很漫长的路要走。但它的出现让我们对"直接依靠脑电图控制机器人"那一天的到来充满期待。

可以想象，Baxter未来的应用领域相当广泛。它们可以进入地球上最极端的环境，完成那些最危险的工作；它们可以进入极高辐射强度的核泄漏现场，以最快的速度清理现场，修复反应堆；它们可以上天，甚至有一天飞向太空；它们可以沉潜入海，像墨西哥湾石油泄漏那样的人类历史上罕见的原油泄漏灾难将可以避免。面对源源不断流入大海的数百万桶原油，无数工程师曾经在数月里几乎束手无策，遥控机器人潜水艇在海中挣扎了好几个星期，拼命想要封堵油井，但缺乏灵活性的多功能机器人根本无法完成这种高难度的水下作业。

尼科莱利斯这样说道："未来我们很有可能通过遥控'使节'，即形态各异、大小不一的机器人或太空飞船，去探索宇宙遥远角落里的行星和恒星。"事实上，因为连续多次横跨数千米的远程传输实验的成功，他的技术确实曾被美国国家航空航天局列入火星载人探测计划的储备技术方案中。

到那天，电影《阿凡达》中的情景必将实现。只不过我们通过意念控制的不再是冷冰冰的机器人，而是"阿凡达"（Avatar，它的英文本义是"神话或网络中的虚拟化身"）的躯壳。

　　总结一下，以上我为你介绍了脑机金字塔的第二层——改善。我们了解到世界上最新奇的各种脑机产品。这些产品不仅可以修复病人的身体，对我们普通人来说更是有许多值得期待的功能。比如说更好的游戏体验，激发心流体验，获得高度的专注力，提升学习与工作效率，获得精神上的幸福感，等等。但遗憾的是，目前国内还没有比较好的商业化项目。但我相信脑机接口在改善这个层级中的应用将会有非常大的市场，而国内对脑机技术与产品的开发，在不远的未来也将迎来爆发式的增长。

　　同时我们还了解了脑机大佬们在"意念机器人"上的想法与尝试。我想告诉你的是：技术发展还有个规律，出发点虽然是治疗和改善，但最终都会走向改造与升级，脑机接口也不例外，意念机器人的蓝图就是最好的证明。下一讲中，我将带你登上脑机金字塔的第三层——增强。准备好打开你的脑洞吧！

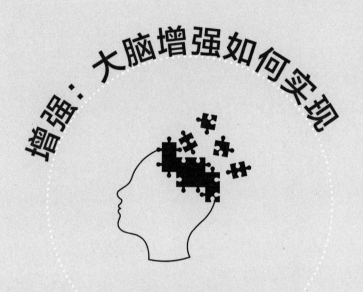

增强：大脑增强如何实现

第 6 讲

目前为止，我们探讨了脑机接口技术在医疗及一些特殊领域的应用前景，这项技术的出现将为数千万饱受病痛折磨的人带来康复的希望，也将为无数普通人的生活带来更多从未有过的体验与乐趣。

但从本质上说，在前两个层面上，我们还是保持着自我——脑机接口技术并没有改变我们的本质。

然而，这一步终将到来。科学家在实验室中取得的成就已经打开了一扇能够改变人类本身的"未来之门"。运用最新的脑机接口技术，我们有可能在不久的将来拥有记忆移植、增强大脑算力的能力。

你可以再次想象一下电影《黑客帝国》中的情景，主人公尼奥通过后脑的"插头"就能瞬间实现下载记忆、变身武林高手、掌握人类所有语言、拥有天才一般的计算能力……这些情景终有一天将发生在我们每个人身上。这也正是脑机接口领域的研究人员正在做的：记忆移植、智力提升、大脑增强。

在这一讲中，我会带你进入脑机金字塔的第三层——增强。我将重点为你介绍脑机技术在记忆移植领域的尝试和实验。

记忆移植一直是脑机接口技术最受关注的领域。目前，一些顶尖科学家已经发现小鼠、猴子等动物大脑海马的记忆密码，并开始尝试用芯片备份记忆，然后把芯片植入另一个大脑，实现记忆移植。而这项技术的终极目的，就是通过脑机接口技术，把大量的信息和资料传输到大脑里，或把大脑的意识上传到计算机，最终实现人类意识与记忆的数字化永生。

记忆，对于一个人来说，是如同生命般宝贵的东西。没有了记忆，没有了过往，我们将何以成为自我？但是，如果反过来，当有一天我们能将记忆植入大脑，那会发生什么呢？当我们只需通过下载文件就能将别人的记忆，甚至虚假的记忆植入大脑，那又会发生什么呢？也许我们能轻松掌握所有知识和技能，获得难以想象的力量，但是，当我们无法分清记忆的真假，无法分清我们到底是谁时，又会发生什么呢？

基因工程、生物科技和IT领域的跨越式发展，使得科学家的角色发生了变化。人类从大自然的被动观察者转变成了大自然的主动塑造者。脑机接口技术的发现意味着我们可能会拥有操纵记忆、思想和意识的能力。未来的我们很可能将拥有操纵大脑的能力，那么现在，就让我们从这个问题开始。

记忆移植，听上去特别神奇，甚至像是骗人的把戏。但我要严肃地告诉你的是，实现记忆移植的技术手段并不神秘。科学家已经找到了一个技术实现的关键——如果有办法复制海马体，就可以备份记忆。不仅如此，他们已经在猴子的大脑中完成了"用芯片备份记忆"的实验。

这是怎么回事呢？

在探讨这个问题之前，有必要先聊一聊我们是怎样记忆的。

你可能已经知道，海马体是我们脑中的"记忆中枢"，如果海马体受损或退化，人就会失忆，我们常说的阿尔茨海默病就是这个原理。但其实海马体并不是记忆的生产者，也不是存储记忆的硬盘，它只是记忆的搬运工。

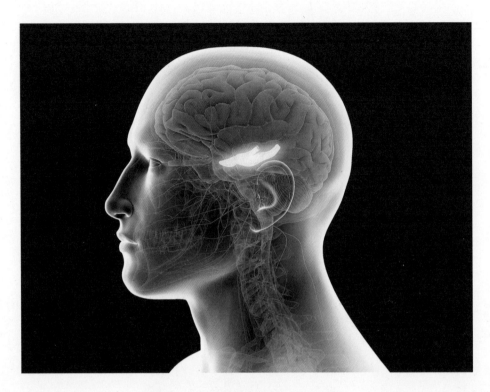

图 6-1　发亮的部分就是海马体

　　那么科学家是怎么发现海马体与记忆的关系的呢？在这里，我想给你讲一个真实的故事。

　　故事的主角叫莫莱森，9 岁时因头部受伤得了癫痫。平时的他看上去跟别的孩子没什么两样，但癫痫一旦发作，严重地抽搐几次会让他差点死掉。为了治好这种致命的脑病，莫莱森在 25 岁那年接受了一场开颅手术，医生在他的大脑中切除了一部分脑组织。

手术进行得很成功，他的癫痫没有再发作，但是很快人们发现他出现了一些很奇怪的症状。

莫莱森的记忆只能持续短短几分钟，一转眼他就不记得发生了什么。几分钟前还在跟人说话，一转眼就完全忘记了，还用同样的话跟相同的人问好、交谈，就好像他第一次见到这些人一样。更匪夷所思的是，手术前的记忆似乎没有受到影响。莫莱森还是能认出他的亲人、朋友，回忆起过往的一切，但就是无法记住刚刚发生的事情。

也就是说，从手术结束的那一刻起，他的短期记忆能力就丧失了，他也无法形成新的长期记忆。这是一件非常恐怖的事情，有一天，当他站在镜子前时，他感到无比恐惧，因为他看到了一个两鬓斑白的老人，但在他的记忆中自己只有 25 岁。唯一值得庆幸的是，这种恐惧也只会持续几分钟，然后便消失了。

谁该为莫莱森的事故负责呢？后来，他的主刀医生意识到，在手术过程中，他错误地切除了部分海马体——正是这个小错误造成了不可挽回的后果。

今天的科学家们已经知道，记忆的形成、存储、调取都与这个小小的海马体息息相关。所有记忆都需要经过海马体，才能转化为长期记忆。这一切的秘密都在莫莱森那场手术过后的若干年内得以解开，这要归功于两大科技的进步：计算机技术和现代大脑扫描技术。

现在人们知道，感官信息（视觉、触觉和味觉）必须先通过脑干到达丘脑。丘脑的作用类似于中转站，它把信号送到大脑中不同的脑叶，在那里，这些信号得到评估。被加工后的信息传输到前额叶皮质，由此进入我们的意识，形成我们所说的短期记忆，这需要几秒钟到几分钟的时间。

由此可见，记忆生成的路径是：感官信号经过脑干，到达丘脑，然后输送到各个皮质，最后到达前额叶皮质。最终，这些信息传送到海马体，形成长期记忆。

要形成长期记忆，记忆片段必须通过海马体分门别类。海马体把这些记忆片段分送到大脑的各个皮质之中。例如，情感记忆存储在杏仁核，语言记忆存储在额叶，颜色、形状、光感以及其他视觉信息由枕叶负责，触觉和运动感觉基本在顶叶……

到目前为止，科学家已经识别出20多种记忆，包括水果和蔬菜、植物、动物、身体部位、颜色、数字、字母、名词、动词、专有名词、人脸、脸部表情和不同的情感以及声音，它们分别存储在大脑的不同部位。

举个例子，就拿你印象深刻的一次海边度假来说吧。关于这次旅行的所有记忆会被分解为不同种类的信息，储存在大脑的不同部位，但只要再现这个记忆的一个方面，例如海风中淡淡的咸湿气味（嗅觉），或者海浪拍岸的声音（听觉），就能使大脑立即把所有记忆片段汇集起来，构成一个完整的回忆。在你的眼前，那些美好的画面（视觉）似乎又浮现了出来。

这种分布式的记忆存储方式显然跟之前人们所想象的不太一样。此前人们倾向于认为人脑中有个类似于硬盘的组织，我们可以像存储文档一样把所有记忆都储存在这里。多年来，科学家试图解释为何大脑会采用这样的方式进行记忆存储。人们普遍认可的答案是，大脑这种存储记忆的方式事实上要比计算机更为高效、节能。如果大脑用计算机硬盘那样的方式存储，那么就需要大量的记忆存储空间，保存、调取和删除都需要耗费大量的能量，这对于仅仅约 1.4 千克重的大脑来说无疑是一种浪费。实际上，未来的数字存储系统也很可能采取人类大脑的存储方式，而非序列化地存储信息。

让我们再次回到莫莱森的故事中来。没有人能体验他在那之后几十年的人生况味，在失去了一小块海马体的半个多世纪后，莫莱森于 2008 年去世，享年 82 岁。然而这时神经科学界依然未能找到治愈他的方法。我们无法制造出人工海马体，脑机接口技术离记忆植入也还相当遥远。这些东西依旧只存在于《黑客帝国》这样的电影中。令人悲哀的是，莫莱森的后半生连一部电影都看不成。

在莫莱森去世 3 年之后，科学家才在这一领域取得了突破。2011年，美国的一个科研团队成功记录下了老鼠的记忆，并把它转换为数字形式存储在计算机里。这是一种原理性证明实验，实验的成功表明记忆移植至少在原理上是可行的。

2012 年，也就是在上述实验公布之后的第二年，科学家又公布了一项更具深远意义的实验。这一次，他们不是记录老鼠海马体中的记忆，而是复制了灵长类动物更为复杂、精密的大脑皮质的思维过程。

科学家选用了 5 只猴子，在它们的大脑皮质中植入微小的电极，然后记录下猴子学习技能时所产生的神经信号。例如，给猴子看一张图片，如果猴子能从许多图片中准确地找出之前看过的那张，它就会获得一根香蕉或一杯果汁之类的奖励。经过训练，这些猴子完成这项任务的成功率达到 75%。在进行这项实验时，若科学家把记录下的神经信号重新输入猴子的大脑皮质中，它们的成功率就会提升 10%。虽然这个实验用到的样本数量很小，而且表现上的提升也很微弱，但其价值依旧不可低估。这项实验的研究对象是与人类最接近的灵长类动物，研究范围也从海马体拓展到了大脑皮质，因此它对于针对人类开展的实验有着重要的意义。

当然，要实现这一步还需要越过很多障碍。与小鼠相比，灵长类动物的大脑，特别是人类大脑的复杂性提升了几个数量级。虽然莫莱森的经历让人们对海马体有了更多的了解，但截至目前，它仍然像一个黑匣子，它的内部工作机制基本上还不为人知。因此，目前科学家还无法从零开始建构记忆，无论是真实发生的还是虚假的。

不过，任何一项技术，只要已经有了萌芽，实现它就只是时间问题。在人工海马体的研究上，科学家所取得的成就已经足以让世人惊叹。

2016年，一家名为Kernel的初创公司曾引爆了一场"仿生大脑"的风潮。他们向世人宣布了一项野心勃勃的计划：未来几年之内，他们将开发出一款可应用于临床的大脑假体（有人称之为"人工海马体"，也有人称之为"记忆芯片"），用以帮助记忆力有问题的人恢复或者改善记忆。这种大脑假体将被植入患者大脑中的海马体区域，它能够通过刺激特定神经来帮助大脑运行，并将输入的信息转化为长期记忆。

Kernel公司是基于南加州大学长达20年的学术研究创建的，由美国国家卫生研究院、美国国防部高级研究计划局等组织提供资助，并且已经开始进行人体实验。该公司得到极大支持，资金充沛，成立之初便获得1亿美元的投入。

早在2009年，南加州大学神经生物医学工程中心的西奥多·伯杰团队就已经研制出能够模拟海马体功能的神经芯片，这被认为是脑机接口领域的重要实验之一。研究人员将这种神经芯片植入大鼠脑内，使其成为第一种高级脑功能假体。此后，他们又在猴子身上成功进行了神经芯片的植入，实验结果让他们有理由相信，这项技术已经发展到了可以进行人体实验并开发临床设备的时候了。

一旦成功，Kernel公司的计划对于那些有长期记忆困难的人来说，无疑是一次重生的希望。但是，也曾有人质疑Kernel公司的步子是不是迈得太大了，毕竟，对于有关记忆形成的众多本质问题，科学界至今依旧无法给出确切的答案。比如，记忆是否有通用的代码？如果两个人记忆同一组单词，他们的脑电波信号会是一样的，还是会分别使用各自特有的信号模式来编码记忆？

Kernel公司的创始人伯杰教授表示，在老鼠身上，他们的确检测到了一种"相当普遍的代码"，但在灵长类动物身上却没有发现类似的情况。伯杰教授又补充说，他们针对灵长类动物所做的实验不够多，难以形成一套有效的数据来进行分析。至于人类，伯杰教授坦言："即便存在那样一套通用的记忆代码，就我们现在使用的工具而言也很难发现。"

人与老鼠的区别在于，人脑中的神经元数量大约为1000亿个，而老鼠脑中只有2亿个。因此，植入海马体的"记忆芯片"只能记录相当少的一部分神经信号。伯杰教授说："鉴于记录的神经信号有限，我们录下的信息可能会有所缺失。"未来，Kernel公司计划开发出一种密集排布的假体，以期记录更多的神经信号。

所有这些实验距离真正的记忆移植还相当遥远。要真正进行人脑的记忆移植，必须完成记忆的录制、传输、下载，并实现在接受移植的大脑上重现这段记忆的过程。

虽然目前进展不太顺利，但这些实验让更多人设想，如果记忆都可以用芯片的方式备份和储存，那人类的意识呢？情感呢？如果记忆、情感、意识都可以转化为电子信息，储存在芯片中或者上传到云端，是不是一个人就可以在数字世界实现永生了呢？

包括尼科莱利斯在内的科学家都相信，这一天终将到来。我们可以预见那时会是怎样的一种情景：当材料科学取得突破，纳米机器人成为可能，科学家就不需要在你的头顶开一个洞，植入各种各样复杂的电极，而只需在你的手臂上打一针，纳米机器人就会在计算机的控制下"植入"你大脑的不同部位，记录下你大脑中包含的所有记忆信息的脑电波，并将这些信息通过无线传输的方式发送到一台超级计算机上。如果你愿意向全世界分享你的记忆，那么你可以开启分享模式。之后，所有希望了解你的记忆的人，都可以从网上下载这段记忆，然后传输到他自己海马体的纳米机器人植入物中。这样，这个记忆就植入了他的大脑。

记忆能被精准删除吗

我们已探讨了记忆植入的可能性，反过来，当人们深陷一段痛苦的记忆之中时，这段记忆可以被精准地删除吗？

这个问题的关键在于"精准"。一方面，失去记忆无疑是一件残酷的事情，无论是莫莱森所经历的短期记忆丧失，还是像阿尔茨海默病患者那样永久性地失去长期记忆，都给患者带来了难以磨灭的痛苦。但另一方面，人们又渴盼"失忆"。

回想你失恋时独自度过的日日夜夜，相信你曾不止一次地希望自己能够忘记那个人、那段时光，删掉那些令人痛苦而绝望的记忆。还有那些正在遭受创伤后应激障碍折磨的患者——经历过战争的战士，性虐待的受害者，严重事故的伤残者，他们希望删除那些令人痛苦、恐惧、不安的过往，但这有可能实现吗？

失忆是影视剧中常见的情节。在电影《谍影重重》中，由马特·达蒙饰演的美国中情局特工杰森·伯恩醒来时发现自己漂浮在茫茫大海上，身负重伤，奄奄一息。更要命的是，他完全不记得自己是谁，不知道自己身处何处，也不知道发生了什么事，是谁要将他置于死地。在逃避追杀的过程中，他发现自己拥有超乎想象的战斗力，思维缜密、观察力敏锐、身体强壮、身手不凡，且精通枪械、格斗、情报，这一切都像刻印在他的大脑中一样。这是我最喜欢的电影之一，也是我认为最经典的特工电影之一，编剧的脑洞很大，但一切都是合乎逻辑的。人脑在遭遇重击时会诱发失忆，这是无数病例所证实的。

另一部电影《记忆碎片》讲述的同样是一个失忆者复仇的故事。与伯恩不同，这次的主人公莱昂纳多·谢尔比并没有失去过往的记忆，他记得自己是谁，记得自己的妻子被杀死，也记得自己余生的使命就是为妻子报仇。但问题是，他的记忆只能持续15分钟，他甚至不记得眼前貌似友好的朋友是不是他要找的敌人。他只能不断用纸条、照片、文身来记录信息，从支离破碎的记忆碎片中寻找凶手的线索。他必须这么做，否则转眼间便会遗忘。我不知道影片的编剧是否受到了莫莱森的经历的启发，竟能将短期记忆功能丧失的患者置于如此艰难的境地，而他竟然凭着坚毅与智慧，克服了重重阻碍，最终完成了不可能完成的任务。

已经存在的记忆丧失被称为"逆行性遗忘症"，它在人脑受到某种创伤或损伤时有可能发生，表现出来的症状是遗忘之前的所有记忆。《谍影重重》中的特工伯恩就是这种情况。他身负重伤漂浮于大海之上，被救起后完全不记得之前所发生的事情。在这种情况下，他大脑中的海马体仍然完好，因此虽然长期记忆遭到破坏，但他仍能形成新的记忆，他的表现看上去与正常人并无二致。

而《记忆碎片》刻画的则是短期记忆丧失的情况，又被称为"顺行性遗忘症"。主人公大脑中的海马体很可能意外受损。我们知道，在将短期记忆转化为长期记忆并分别储存到大脑其他部位的过程中，海马体扮演着极为重要的角色。海马体受损，意味着所有的记忆对他来说只是支离破碎的碎片，一闪而过、转瞬即逝。我们该如何记录下这些无法存入大脑中的记忆碎片呢？对于一个活在现实世界中的人来说，顺行性遗忘症患者很难再次过上正常的生活。

无论是长期记忆受损还是短期记忆丧失，患者失去的都并非特定的片段，他们的痛苦与哀愁，欢乐与喜悦，爱与恨，欲望与嫉妒，全都一起消失了。

我很想获得电影《黑衣人》中那支神奇的"记忆消除器"。

影片中，演员威尔·史密斯从一身帅气的黑西装里掏出一支外形如钢笔的神器，只需按下按钮，神笔就会发出一道强光，所有目睹外星人事件的人立马被消除了相关记忆。《黑衣人2》中，这支神笔的功能被改进了，甚至还有一个按钮来控制要删除多少记忆。第一次看到这个情节时，我对编剧的"神来之笔"简直佩服得五体投地，需要多大的脑洞才能创造出这样一个精巧的按钮啊！它是如此完美地诠释了一个最关键的问题："既然外星人无处不在，地球上甚至成立了专门处理外星人事务的神秘组织（黑衣人），那么为何普通人却对此全然不知呢？为何我们当中没有一个人真正见过外星人呢？"答案是：也许你见过，只是你不记得了。

那么问题来了，"记忆消除器"真的存在吗？选择性删除记忆真的可能实现吗？

为了解决这个脑洞大开的问题，我专门给尼科莱利斯教授写了一封邮件，我很好奇他的看法。至少，从记忆的原理来看，选择性失忆是不太现实的。用一个按钮就能选择被删除的记忆片段，这样的想象隐含着这样一种假设：人的记忆就像视频一样，以序列的方式存储在大脑中。你回忆往事时就像从大脑硬盘中调取数据，播放影片。当你要选择性删除记忆，你只需像编辑短片一样，选择某个时间段，然后按下"删除"键。然而，事实上，记忆是被打乱的，不同的片段存储在大脑中的不同部位，这一点已经被科学界所证实，并且成为人们普遍接受的认知。因此，除非科学家真正破解了人类大脑的所有奥秘，洞悉了记忆形成、存储与调取的全部过程，并且脑机接口技术在生物工程、材料技术、量子计算甚至数学与哲学等领域的支持下实现了质的飞跃，否则我所期待的宝贝——"记忆消除器"，很难会真正出现。

当我与尼科莱利斯聊起记忆删除时，他提醒我注意其中的道德问题。与讨论记忆删除的技术路径相比，他更倾向于对这种想法本身持否定态度。因为记忆的存在是有目的的：它让我们吸取人生的经验。尼科莱利斯认为，即使是不愉快的记忆，它也在服务于"某种宏大的旨意"。

"我们的分手，我们的失败，即便很痛苦，也会使我们从中受益。这些痛苦的经历使我们成为更完善的人。"他说。

其实在脑机接口技术出现之前，生物学家、医生和制药师已经研发出某种可以令人忘却痛苦的"失忆药片"。研发此类药物的初衷是帮助饱受创伤后应激障碍折磨的患者，然而此举遭到了许多人的强烈抵制。反对者声称："把我们对苦难的记忆变得迟钝会使我们在这个世界上太过闲适，从而对苦难、罪恶或残暴无动于衷。如果我们能对人生的痛苦麻木不仁，那么是否对人类的快乐也会变得无动于衷？"

也有人不同意这一点，尤其是那些目睹了患者的痛苦而束手无策的医生。当我们看到那些癌症晚期的患者被巨大的痛苦折磨得死去活来时，医生会选择给他们注射镇痛药物，但有时精神上的痛苦并不亚于肉体，精神疾病对一个人的摧毁力度甚至远高于生理疾病，那么为什么不可以给他们止痛的"药物"，哪怕要付出失去一部分记忆的代价？

让我们用科学家的视角展望一下未来。尼科莱利斯相信，也许要到 21 世纪中叶，科学家才能比较可靠地记录灵长类动物和人类的各种记忆。而真正意义上的记忆移植还要等到完全破解了大脑的许多谜题之后才会实现。但在他的许多同行看来，下面这些情景很有可能会在我们的有生之年出现。

首先，教育领域将被颠覆。你可以像在手机上下载App一样从记忆商店中选择那些你需要的技能，比如背诵英语单词、解微积分题目、看小说甚至查阅法律条文。我们只需轻轻一点，通过记忆上传就能掌握这些简单的技能。但是对于那些不以技能为基础的认知领域来说，情况就会复杂一些。未来的课堂将不再出现那些需要死记硬背的东西，教师的职能更多在于对那些不能通过上传而学会的基础认知给予学生一对一的指导。如果你想成为职业医生、律师或科学家，那些必须死记硬背的东西将大大减少，你的大脑将从烦琐无趣的死记硬背中解脱出来，去做一些更有意思也更具价值的事情。

其次，人类的经济、社会结构将随之发生变革。历史上每次技术革命都会使成千上万的工人落后于时代，这次也不例外，一些职业将永远消失，失业规模会超乎你的想象。正如现代工业淘汰了几乎所有手工业者一样，现在的许多职业，如司机、保洁员、电话接线员等，将来也只能去文化遗产名录中找寻他们留在历史上的痕迹。而另外一些职业将会发生巨大的改变，如律师、教师、医生等。在某种程度上，如果相关记忆可以上传到人脑中，一项技能的价值就会降低，但这一点会得到弥补，因为那些熟练的律师、教师和医生的数量与质量都会得到极大的提升。当然，还会出现一些新的职业，比如记忆程序开发者。

理论上，未来几十年内，定制记忆就将成为可能。那些我们从未经历过的记忆，从未到过的地方，从未亲眼见过的风景，从未赢得的大奖，从未牵过手的恋人，以及从未拥有过的家庭，都能通过定制记忆来实现。它能弥补人生的遗憾，实现内心的渴求。定制记忆不同于一场白日梦，它们是被刻入大脑的"记忆"，在大脑里，它们是如此真实，与你亲身经历过的并无二致。

未来，你也许可以录下自己的记忆，然后上传到互联网，就像今天我们在朋友圈中分享图片和视频一样。到那时，就像今天用手机拍照一样，记录整个记忆也会成为我们的习惯。我们只需在发出者和接收者的海马体中植入小到无法看清的纳米导线，相关信息就会通过无线技术传到服务器上，再由服务器把这些信息转化为可由互联网传输的数字信号。这样一来，你就可以在网上上传自己的记忆和情感，而不必上传图片和视频了。曾经，在讨论大脑网络时，科学家已经预见过这种直接的思想沟通会是多么令人着迷的事情。是的，我们不仅可以传输思想，还可以分享记忆。如果你刚刚登上了珠穆朗玛峰，你刚刚完成了一次无保护攀岩，或者你刚刚从万米高空跳伞，你可以把这个记忆放到网上，与人们分享胜利的喜悦。

尼科莱利斯相信，这一切终有一天都会成真。他曾指出："这些永恒的记录会像独一无二的珍贵珠宝一样受到珍视。曾经活过、爱过、痛苦过、成功过的数十亿同样独特的心灵，也会得到永生，它们不是被铭刻在冰冷而寂静的墓碑上，而是通过生动的思想、热烈的爱以及忍受的痛苦，而被释放出来。"

有人在热切地赞美未来，也有人对此表达了深深的担忧。

最常见的一些质疑是：

要是人们沉浸于虚假记忆创造出的美好世界而再也不愿回到现实中来，那会怎样呢？

记忆定制会不会成为新型的精神毒品与思想操控手段？

要是有人未经我们允许就把他人的或者虚假的记忆植入我们的大脑，那会怎样呢？

如果这些记忆是痛苦的或具有破坏性的，甚至是致命的，又会怎样呢？

……

想象一下这样一种情景，你无意中目睹了一场谋杀，你看见了凶手的脸，那张脸深深地印在你的记忆之中，你永生难忘。你成为整个案件唯一的目击证人，你的证词将在法庭上给予犯罪嫌疑人致命的也是公正的一击。然而，就在开庭的前一天，你正坐在家里像往常一样打开计算机，打开你海马体中的那个小小的装置，开始下载一部刚刚上架的"沉浸式电影"（到那时，娱乐业也将发生彻底的变革）。你不知道的是，这部电影被黑客偷偷修改了一个片段。他们在你的大脑中非法植入了一段"虚假记忆"，这段记忆使你相信你所目睹的一切都只是电影中的一个片段、一个情节，都是发生在摄影棚里的故事。这样一来，你的记忆发生了错乱，再也无法分辨真实与虚假。当你第二天在法庭上签署宣誓书和法律文件时，你再也想不出来什么是真的，什么是假的。

同样地，如果可以制造出犯罪的记忆，那么这种记忆就有可能被秘密地植入无罪人的大脑中，让他相信他刚刚夺走了一个人的性命，成了杀人凶手。或者，如果一个罪犯需要不在场的证据，他会秘密地把虚假记忆植入另外一个人的大脑，使对方相信，当案件发生时，他们两个人一起位于其他与案件无关的地方。

当然，这些都是极端的情况，但也是极有可能发生的情况。也许你会说，到时候人类的法律也将被颠覆，人们的证词不再有效。或者我们可以通过制定新的法律来禁止这种情形的发生：未经允许进入你的记忆将被视为严重的违法行为。但是，某种意义上说，死刑阻止不了谋杀。法律的禁止也无法完全杜绝这样的情况发生。或许还需寻求技术的完善，例如标记那些虚假的记忆，在必要的时候，使人能够区分真实与虚假。

　　总之，记忆移植也许将极大地改变人类自身与社会。但这一切并不能改变我们消化、处理这些信息的内在能力。要做到这一点，我们需要提升自己的智力。通过提升智力来实现大脑增强正是发展脑机接口技术的下一个目标。

　　关于大脑增强这个话题，我们还是从一部电影讲起。

　　《雨人》是一部感动了千万人的电影，故事的主人公雷曼患有天生的罕见病，他说起话来口齿不清，总是把自己的名字读成瑞曼"Rain man"（雨人）。他没有足够的自理能力，看起来有些低能，但却对数字有着超越常人的敏感度。一盒火柴散落在地上，只要看一眼，他就能知道有多少根。

你可能不知道的是，电影是根据真实故事改编的。"雨人"的原型是位名叫金·皮克的"天才"。他的大脑有严重的先天性畸形，连接两个大脑半球的神经束完全缺乏。脑损伤最直接的后果就是行动不便，皮克的运动能力低于正常人，直到 4 岁时还不会走路，成年后行走也很别扭。除了走路，其他需要动手或协调身体的事情他也很不擅长。在智商测试中，皮克仅得了 87 分，低于平均水平的 100 分，但是在一些特殊的测试中，他的表现却远高于一般人。例如，皮克阅读的速度和效率都高得出奇，看一页书大概只需要 10 秒，而且看过之后就记住了其中的内容，无论是数字、名称还是其他细节，他都能准确复述，简直就是一目十行、过目成诵。

皮克的先天残缺的大脑里究竟发生了什么，才赋予他这样一个神奇的天赋？至今没有人能给出科学的解释。后来，随着电影成为经典，"雨人"也成为像皮克这样患有罕见病但又在某些方面天赋异于常人的"天才"的代称。

很多家长曾一度热衷于将自己的孩子培养成天才或神童，当然，他们只希望获得"雨人"那样的天赋，但不愿承受孤独症带来的痛苦。如果现在有一种发明，能够通过基因改造、"聪明药片"或者脑机接口技术重塑大脑以提高智力，从而实现真正的人类增强，你愿意这么做吗？

虽然现有的技术仍然不可能做到直接提升智力，但科学家普遍相信，随着基因工程、人工智能和脑机接口技术的发展，提升智力、增强大脑都将不再是科幻小说里的情节。在这一领域的研究中，科学家尤其对"孤独症天才"产生了浓厚的兴趣。"雨人们"有着普通人难以想象的非凡能力。更为重要的是，随着对大脑探索的深入，普通人也将很快获得这种奇迹般的力量。一些科学家甚至认为，这种神秘的能力可以通过电磁场诱发。

　　并非所有的天才都是天生的，有些天才甚至是由于后天的某次事故而意外变成的。曾经有过这样一个案例，美国有个男孩在9岁时遭遇枪击，一颗子弹穿过了他的头颅。人们都以为他必死无疑，他的父母为此伤心不已。但奇迹发生了，男孩幸运地活了下来，虽然子弹使他大脑的左半球大面积受损，使他右半边身体处于瘫痪状态，同时也导致他永久性聋哑。然而，真正的奇迹才刚刚开始。男孩苏醒之后，人们发现他变得与受伤之前很不相同。他开始展示出惊人的记忆力和计算能力。

　　有些人认为，也许是因为左脑受到损伤，右脑必须加倍工作，由此激发出了特殊的能力。人的右脑比左脑更具艺术性。正常情况下，左脑会限制这种能力。但如果左脑受到某种损伤，它就有可能释放出潜伏在右脑中的艺术能力，引起艺术天赋的爆发。所以，释放特殊能力的关键也许在于抑制左脑，使其不再限制右脑的自然能力。这被称为"左脑损伤，右脑补偿"。

这就引出了一个有趣的问题：我们可以有意识地抑制左脑某些部分的功能，从而增强右脑的活动，最终使我们获得天才般的超常能力吗？

事实上，已经有人实践了这个想法。曾有报道称，澳大利亚的一个科研团队利用经颅磁刺激对 11 名男性志愿者的左脑某区进行刺激后，其中两个人在单词改错和识别重复单词方面的能力得到了极大的提升。

对于上述结果，科学界普遍认为经颅磁刺激就像在大脑的局部注射咖啡因，但没有人知道磁场是怎样影响大脑从而诱发了某些特殊能力的。不过，这些能力与我们所期待的真正的超常能力相距甚远。而且，与电探针不同，经颅磁刺激探针仍然十分粗糙，它的磁场不够精确，展开的范围有好几立方厘米。未来，我们也许可以用经颅磁刺激探针精确标定特殊能力所涉及的区域。一旦识别了这个区域，下一步也许就是使用高精度电探针，比如深部脑刺激术中所使用的探针，更为精确地压制这些区域。然后，只需按一下按钮，我们就能用探针"关闭"这个微小的区域，从而引出特殊能力。

经颅磁刺激技术目前还太粗糙，还无法确定参与其中的神经元。但"脑科学计划"项目利用纳米探针和最新的扫描技术，也许能够分离出引出照相式记忆和不可思议的计算、艺术与音乐能力的准确的神经通路。这个项目会投入几十亿美元的资金，研究精神疾病和其他大脑损伤所涉及的具体神经通路。在这个过程中，天才与智力能力的奥秘也可能被揭开，最后也许就可以把普通人变成天才。在过去，随机事故使这种现象出现了很多次。未来，这也许会成为一种精确的医学疗法。时间会告诉我们答案。

到目前为止，有一些有趣的研究成果表明，我们可以提升记忆力和智力，这主要是通过增强大脑的效率，使其本身的能力得到最大限度发挥来实现的。未来几十年里，我们也许可以利用基因工程、人工智能以及脑机接口技术实现真正的人类增强。这一切都需要基于不违反物理定律的前提。但如果我们实现了记忆上传、提升了智力、获得了大脑增强，又意味着什么呢？那时将会发生什么呢？科幻电影里那些令人担忧的情景会出现吗？会像以色列知名学者尤瓦尔·诺亚·赫拉利所预言的那样，人类将走上"大分裂"的道路吗？那时的人类社会面临的或许不再是阶层分化这样的问题，人类将在生物意义上彻底分裂为两个物种，少部分人成功进化为"神人"，实现永生与幸福快乐；而绝大多数人将停留在智人进化的终点线上，彻底沦为"无用阶级"。从某种意义上说，这意味着人类的灭绝。

这无疑令人胆战心惊，但有更多的科学家不这么看。他们认为人类历史的发展过程一再证明，过去的许多技术在诞生之初的确只由权贵阶层享用，但大规模生产、竞争的出现、发达的运输以及技术本身的革新，最终使技术成本下降到普通人能够负担的水平。现在我们花费1000元人民币买一张机票，两个小时内就能从北京飞抵杭州，这是一个世纪之前的人绝不可能享受的。科技的进步和经济社会的发展，使得当今社会最底层的人都有机会过上比曾经的贵族更好的生活。电视、手机、高铁、飞机，甚至抽水马桶，任何一样东西都会让曾经的人无比羡慕。因此，技术从来没有被少数权贵所垄断，人类的智慧、善意以及市场力量本身迟早会降低技术的价格。

技术与经济社会在良性循环中发展至今。大脑增强意味着人类模拟未来的能力得到提高，这对于科学事业的发展非常重要。通常，科学会因为缺乏能够刺激新的研究路径的观点而在某个地方停滞不前。拥有模拟未来各种可能情况的能力，将会极大地提高科学突破发生的频率。而新的科学发现又将滋生新的产业，建立新的市场，创造新的就业机会，为整个社会带来财富，为人们带来新的机遇。历史上这样的例子不胜枚举，技术突破催生全新产业，造福全体社会，而非仅仅造福富人阶层。

至于人类究竟会不会彻底分裂为"神人"和"无用阶级"，多数的未来学家相信，在目前的情况下，这种担忧也许被夸大了。

也许真正的问题在于，由于现代社会的高速运转，越来越多的人在陷入焦虑的同时也在不遗余力地贩卖焦虑。焦虑的家长为了提高孩子的成绩舍得花费大价钱，他们常常忘了一件事——聪明的孩子长大以后也未必能获得成功。同样地，也有人希望提高自己的记忆力。但是我们可曾想过，有时遗忘才是真正的幸福。美剧《小谢尔顿》里，小天才谢尔顿拥有神奇的记忆能力，甚至能准确地回忆起两岁那年姥姥无意中告诉他的一份烤牛排菜谱。这种照相式记忆是一种恩赐，也是一种诅咒。人类进化出"遗忘"这种能力，也许正是上天赐予人类最好的礼物。

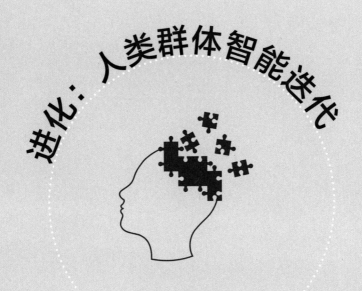

进化：人类群体智能迭代

第 7 讲

在金字塔的第三层，脑机技术就已经打开了人类"升级换代"的窗口。记忆移植、智力提升、大脑增强，都是人类升级为"神人"的科幻级武器。在金字塔的最后一层，又将发生什么？脑机技术要达到的终极目标是什么？它是如何成为人类进化之路上的最后一块拼图的？让我们拭目以待。

最后这一层的主题词是"脑脑互联"，或者说是"脑联网"。只有实现了脑脑互联，人类的智能才会跳出个体维度，上升到整个人类群体的智能。

那么，什么是脑脑互联呢？

我们在一开始就讲过，当今世界科技前沿有很多，虚拟现实、人工智能、量子通信等，而我却单单选择了脑机接口，为什么？因为做脑机的科学家有个自人类文明诞生以来最大的野心——替代"语言"。或者说绕过语言，实现大脑之间的无损交流。

当脑机技术发展到第四层时，人类根本不需要像现在这样用语言沟通，文字将不复存在，语言将不再是人与人之间沟通的载体，我们只需要靠大脑中的电信号就可以彼此交流。

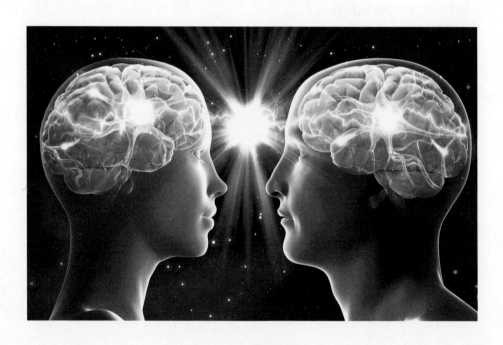

图 7-1　脑脑互联

这么说还是比较抽象。你可以想象这样一种情境：你对你的朋友说："昨天那场游戏打得真棒啊！晚上我们继续组团战斗吧？"你的朋友说："好的！没问题！"只是这些话你俩根本就没说出来，在你们各自的大脑里完成了这样的对话。

这就是脑脑互联吗？

其实不是，这种情形之下，尽管你们没有说出来，但你们的沟通依然没有绕过"语言"这个工具。而真正的脑脑互联要传递的不是语言，而是彼此的神经元群的活动。

说得严谨一些，你可以想一下两台电子设备之间是怎么传输信息的。你在自己的手机上编辑一条信息或者拍摄一张图片，发给你的朋友，中间经过了压缩、传输、解压的过程，但两部手机上显示的信息或者图片依然是一模一样的。这就是一种无损的信息沟通。科学家们所期待的脑脑互联就类似于电子设备之间的这种"沟通方式"。

相比之下，人类用"语言"沟通所产生的问题就多得多了。

第一，压缩可能造成信息的缺失或错误。你有多少次因为对一句话的误解跟你的伴侣吵翻了天？你在表白时恨不得把自己的心都掏出来给对方看，但就是找不到合适的词语表达你的全部心意。生活中有太多的词不达意或者误解误读，都是因为语言这种沟通工具有着天然的缺点——为了把大脑中的信息传递出去，我们不得不对大脑中的想法进行压缩，而压缩会造成信息缺失，甚至出现错误。

第二，传输也可能造成信息的缺失和误解。所谓"左耳进右耳出"，就是传递信息的人虽然把信息完整地发送了，但接收的人并没有听到。想象一下，你竟然能自动进化出屏蔽老母亲各种碎碎念的能力，就很好理解这一点。

第三，语言不仅在压缩和传输时会使信息失真，解压过程也有问题。价值体系、教育背景等差异，导致不同人对语言的解压方式不同。同样一个词"苹果"，你可能想到的是一家公司，而另一个人可能想到的就是吃一个苹果。

不仅是你与他人的对话，你与自我的对话都是以语言为工具的。所谓"剪不断，理还乱"，很多时候，语言根本表达不了你大脑中的想法，因为很多时候，你自己都不清楚你在想些什么。——道理很简单，你的思维其实是用语言作为载体的。

那么，当你用语言交流的时候，不管是跟别人交流，还是跟自我交流，你的大脑里究竟发生了什么呢？

你的大脑里可能会闪现出无数的"念头"，有声音、画面、文字等，你的大脑把这些信息编码成了你能认识的语言，让你清楚"它"在想什么。因此，语言只是你脑中所有信息的一种表达方式、一个出口。

借用互联网"带宽"的概念，我们可以更好地理解。

什么是带宽呢？借用著名科普作家蒂姆·厄本的比喻：

"如果说信息是一杯巨大的奶昔的话，带宽就是吸管的直径。"

计算机的带宽就像一根直径很粗的管子，你在很短时间内就能喝完这杯奶昔——获得所有信息。相比之下，人类使用的"语言"的带宽就低得多——在语言这种带宽下，信息的传播速度只有计算机的二十万分之一。

这是什么意思呢？

如果你用语言思考——你想的速度总是要比你说出来的快——相对于计算机那根粗管子，你的思维就像是一根细细的吸管；

如果你用语言说话，你的话语就像一根咖啡搅拌棍；

如果你打字，不管是在电脑上还是在手机上，就像是试图从注射器的针管中喝奶昔，也许每过一分钟你才能喝到一滴。

说得更简单一些，如果你想传输一个大小是 2G 的文件，用说话的方式，要把这个文件的所有信息一字不落地说给另一个人听，可能要几十天，但通过计算机传输，几秒就能完成。

所以，人类使用的语言和机器使用的代码是完全不同的沟通方式。作为非常不同的沟通界面，脑脑互联提升的不仅仅是信息传递的效率，还关乎信息的细节和准确性。

雪上加霜的是，语言本身就是一种低分辨率的介质。字词只是想法的近似表述——各种相近但不相同的想法都能被塞进同一个字词容器中。如果我看了一部恐怖片并想通过语言向你描述，我就限于仅有的几个低分辨率的字眼，例如"恐怖""吓人""毛骨悚然"。我对那部电影的真实印象是非常具体的，与我看过的其他电影都不一样，但语言这种粗糙的工具迫使我的大脑"接受最近似的字眼"，并选择与我真实印象最接近的画面，而这就是你将从我这边接收到的信息。

你接收到的不是我的想法，而是语言这个承载想法的容器，剩下的你只能自行脑补。你无法把我的描述"太吓人了"解压缩成高分辨率的、能让你真的"吓到"的画面和情节。因为有太多信息在这个过程中不可避免地遗失了，我们之间的沟通，看起来是实现了，但其实是"沟通了个寂寞"。

当你试图用低分辨率的工具、低带宽介质来传输一份高分辨率文件时，这正是你会遇到的情况。这也是为什么许多科学家认为语言信息传输的过程是"失真"的。

一直以来，我们在尽力减少这些局限，现在已经能用分辨率略高的形式来替代语言，比如用视频来更好地传播图像，用音乐来更好地传达情感。但相对于我们脑中丰富、独特的想法以及高带宽"吸管"，人与人之间沟通的失真程度真是非常严重。

这也正是研究脑机的科学家们要解决的终极问题。

如果从其本质来看，沟通就是大脑之间试图分享事物。如果说按照沟通的介质递进来划分人类进化史的话，人类历史大概是这样的：

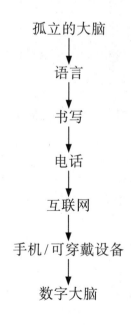

而脑机接口要做的事就是取代中间所有环节，直接变成这样：

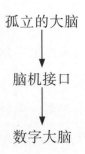

孤立的大脑

脑机接口

数字大脑

那时候我们的断代史应该写成这样：

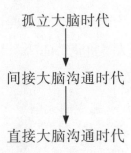

孤立大脑时代

间接大脑沟通时代

直接大脑沟通时代

如果我们纵观整条时间线，人类进化史的第二个主要时代，也就是长达 10 万年的间接大脑沟通时代，可能马上就会结束。在沟通媒介快速发展的这最后几百年，我们可能正处在两个时代之间的临界点——从第二时代到第三时代的过渡。

进入第三阶段，脑脑互联不仅将彻底解决语言的低带宽与高失真问题，还将对人类协作方式带来根本性的改变。到时候你就再也不用死记硬背了，我也不需要通过带宽这么低的一根细管子——"文字"，让你接收到我所知道的所有关于脑机接口技术的信息。书籍、手机、电脑，所有第二阶段的沟通介质将不复存在，因为所有人的信息都可以快速交换，你能快速向很多人发送你的想法，也能同时接收来自很多人的各种想法，你的大脑可以快速理解、反馈，真正地实现信息的无障碍共享，实现完全的智能协同。

这有点儿像李商隐的诗句中所说的那种境地，"身无彩凤双飞翼，心有灵犀一点通"。这种"心领神会"，虽然一切尽在不言中——注意，是真正的不言——但你的想法我都懂。

在尼科莱利斯的预想中，终究会有那么一天，人们不再通过语言，而是直接通过他们的大脑实现沟通与融合。人们在大脑网络上可以实时交流思想、情感、知觉，而不是通过发朋友圈。

可以想象，在"脑联网"面前，我们如今的一切交流方式都显得原始而笨拙。人类的对话只能传递谈话的内容和对话的语气，想想看有多少次，你和伴侣之间因为误解了一句话的意思而发生误会和争吵。

"每个人说到底都是一座孤岛"，这句话隐含的意义在于，人最大的渴望就是与他人的联结。还有什么是比脑与脑之间的直接对话更紧密的联结呢？语言，曾经是人类创造的独有的沟通方式，但恰恰是因为语言的局限，我们从来没能真正做到完全而彻底地表达内心真实的想法。我们往往会陷入词不达意的困境，或者因情绪、语气上的细微变化引发误解而又无从解释。然而，通过心灵的交流，人们可以和他人分享自己内心最深处的想法和情感，这是多少深陷孤独的人心中最真实的渴望啊！

只有脑机接口技术才能补上这块拼图。脑脑互联将成为人与人之间通信的终极形式。

对于大脑网络的未来，尼科莱利斯充满诗意地写道：

人类的子孙后代掌握健全的大脑网络所需要的所有技能、技术和道德高度并非遥不可及。在大脑网络这个媒介里，数以亿计的人可以仅仅依靠思想同其他人取得联系，进行交流。大脑网络的产生足以改变人类文明的进程。每一种新的通信系统的诞生，都不可避免地会在社会中产生一定的影响，引领人们从一个时代向另一个时代跨越。

在史前时代的数千年里，人类的祖先一直过着游牧生活，穿梭在不同部落之间，依靠肢体语言和不能称为语言的声音交流。语言的诞生使人们能够通过语言符号交流复杂的思想，交流促进了村落的产生，再后来便有了城市。

在过去的几千年里，文字语言的出现使人们能够积累知识、记录文化，并将它们传给后代，促进了科技、艺术、建筑和庞大帝国的诞生。电话、收音机、电视的出现，将人与人的交流扩展到了不同大陆间。

如今，互联网将所有的大陆和全世界的人们联系在一起，让行星文明的兴起成为可能。下一步的巨大飞跃可能便是建立一个连接全球的大脑网络。在大脑网络里，人们可以全方位地交流感觉、情感、记忆和思想。当无数的意识积聚在一起时，那样的场景会是何等壮观，对此目前无人能够预见。

我不知道这样的未来对你有多大的吸引力，我只知道，当我得知尼科莱利斯在实验室里已经迈出了脑脑互联的第一步时，我是如此激动，如此振奋。这位来自巴西的杰出科学家，骨子里有我欣赏的南美人那天生的热忱与真诚，也许正是这一点给了他创建"大脑网络"的勇气与动力。

你可能觉得，这样的未来离我们太遥远了，有生之年都不可能实现。我想说的是，这门课是科技课，不是科幻课，我们共同探讨的每个"畅想"，都有它的实验依据和科学依据，"脑联网"也是一样。

2013 年 2 月，尼科莱利斯团队做成了脑脑互联史上的第一个实验。这也是脑机发展史上最重要的成果之一。

如同他们之前让身处美国的猴子控制身处日本的机器人行走一样，这次的实验对象换成了两组小鼠：一组在美国杜克大学，另一组在尼科莱利斯的家乡——巴西纳塔尔市。美国小鼠经过训练后学会了一项特殊的技能：每当看到红灯亮时便踩下杠杆。巴西小鼠的大脑中被植入了电极，能接收信号并刺激小鼠做出反应，踩下杠杆。每次只要顺利地完成这个简单的动作，它们就会获得奖励（喝一小口水）。当两组小鼠都学会了各自的技巧之后，接下来，最精彩的部分上演了。

研究人员将两组小鼠的大脑运动皮质通过脑机接口连接起来，并同时连上了互联网。当美国小鼠看到红灯时，脑中发出的信号会通过互联网传输给巴西小鼠，巴西小鼠脑中的植入物接收到信号之后，刺激它们踩下杠杆。这个过程重复了 10 次，其中有 7 次，巴西小鼠准确地回应了美国小鼠传来的信号。

这个实验证明：信号可以在大脑间传递且得到完全正确的解读，而且这个距离可以以数千千米计算——从美国到巴西，几乎跨越半个地球。虽然这与尼科莱利斯所设想的人类大脑网络还有天壤之别，被试仅仅是两组小鼠，且样本数量不大，但是这个实验在原理上说明了"大脑网络"这种多脑互联和互相配合的机制是完全可能实现的。

2013 年 8 月，哈佛大学的科研团队率先将人脑信号接入"大脑网络"，科研人员让被试通过思想控制老鼠的尾部运动。同年8月，华盛顿大学的拉杰什·拉奥团队宣布让一个团队成员的思维成功控制另一个成员的手指去点击键盘按键，以此配合完成简单的视频游戏。但是，这些跟随性的实验所做的大多仅仅是让一个大脑的信号绕过另一个接收者的大脑去直接刺激其肢体部分的活动，还不算真正意义上的"大脑网络"。

2015年，尼科莱利斯团队"大脑网络"课题组发布最新进展：他们成功地让三只猴子互相配合完成了共同协作的游戏操纵。在实验中，三只猴子分别在不同的房间里，它们要通过脑信号来分别操纵一个虚拟机械臂的x轴、y轴和z轴，三轴共同构成了移动光标的三维运动操控轨迹。如果每次光标都能够正确移动到指定的三维空间定位上，三只猴子就都能获得果汁奖励。正如他们之前的各项实验那样，这次的实验也获得了圆满成功。三只猴子在素未谋面的情况下迅速学会了相互配合，根据光标（虚拟机械臂）移动的轨迹来改变自己负责移动的轴向的运动指令，最后越来越快地获得了果汁奖励。

这个实验不但使人类对脑与脑对接互联的憧憬得到了理论验证，还挑战了个体的思想将永远与其他人孤立的传统观点。尼科莱利斯很快就将由这一理论发展而来的"多脑同调"技术应用到了"重新行走"项目上。现在，参加"重新行走"项目的瘫痪患者，已经可以凭借这一机制，在健康的"大脑训练师"协助下，掌握脑信号输出指令的思维操作要领了。

当科学家的直接交流实验开始实施于人脑和动物脑，以及人脑和人脑之间，尤其是通过互联网实现信息在人脑之间的直接传递时，其研究便迈出了重要的一步。

2016 年，华盛顿大学的安德烈亚·斯托克团队首次将三个人的大脑通过互联网互相连接，共同操作风靡全球的游戏《俄罗斯方块》。这是史上首例人与人之间的"大脑网络"机制验证实验。

与尼科莱利斯团队 2015 年的实验类似，斯托克团队的三位志愿者分别待在三个不同的房间里，彼此看不到也听不到，头上都戴着布满电极的"脑电帽"。其中两人是发送者，一人是接收者。发送者只能提建议，只有接收者能玩游戏。

发送者的脑电帽捕捉到的信号被翻译成"Yes"（要旋转方块）或"No"（不旋转方块），通过互联网传送出去。对于信号的接收者来说，他身后有可以刺激视觉信号脑区的线圈。这样，在接收到"Yes"时，接收者就会看到明亮的闪光或物体；如果接收到"No"，就什么感觉也没有。发送者可以看到整个游戏过程，但他们没有操纵方块旋转的能力；而接收者看不到游戏画面，只能看到缓缓下落的一个方块。因此，对于要不要旋转方块，接收者只能依赖发送者的建议。

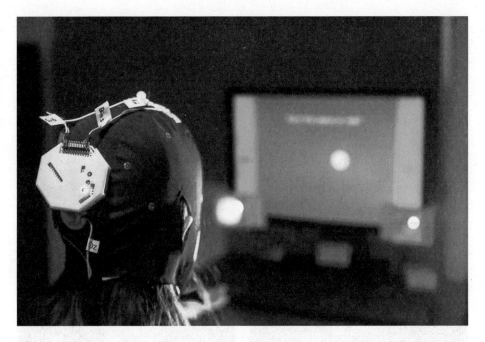

图7-2　三位志愿者分别待在三个不同的房间里，彼此看不到也听不到，头上都戴着布满电极的"脑电帽"

发送者　　　　　　接收者　　　　　　发送者

图7-3　两人是发送者，一人是接收者。发送者只能提建议，只有接收者能玩游戏

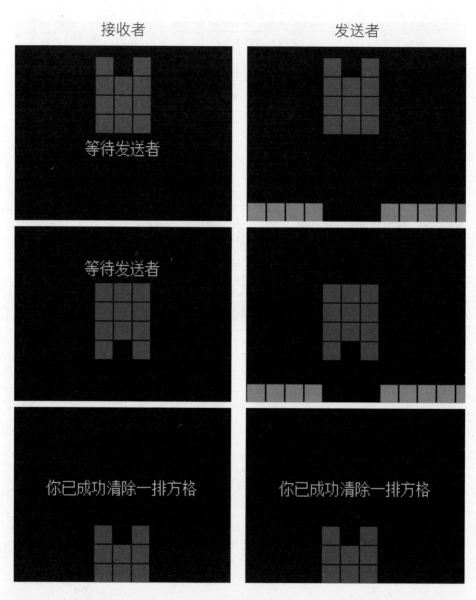

图 7-4　接收者可以根据发送者的建议来消除方块，赢得游戏，其准确率高达 81%

发送者发送第一次建议，接收者做出第一次决定。发送者检查接收者的决定，第二次发送建议。接收者根据第二次收到的建议，做出第二次也是最终的决定。然后接收者和发送者都能收到游戏结果的反馈，即是否成功清除了一行方块。

结果显示，接收者确实可以根据发送者的建议来消除方块，赢得游戏，其准确率高达 81%。

某种意义上说，这也是值得被载入史册的一场实验。

脑脑互联虽然刚刚开始研究，但未来是有可能颠覆世界的。它的发展会突破人类目前所有的认知范围，整个人类世界可能会被重构。

每个首次听说这件事的人也许都会担心自己的隐私问题。大脑网络隐含的最大问题是，我们希望在多大程度上袒露自己。

从前，我们每个人都是一座有意识的孤岛，当每座岛被桥梁相连，我还是独立的个体吗？那些我最隐秘的角落会被未经许可的人擅自探听和解读吗？假如有人通过窃读你的思想而盗走了你的发明怎么办？

思想能申请专利吗？究竟谁才能拥有这一思想？。

针对未来可能有人非法解读你的思想这种情况，纳米探针技术可能是值得期待的解决之道。未来，人类也许能够利用操控单个原子的纳米技术，将纳米探针植入大脑，用它探索人的思想世界。纳米技术是全球科学家都十分关注的一个研究领域，这一技术的突破很可能会让许多领域的科学研究受益，脑科学也不例外。

设想中的纳米探针是用纳米碳管做成的，具有导电性，十分细小。植入它们不需要进行开颅手术，只需要跟种头发一样在头皮上打一针，小小的微创手术就能将它们精确放置在大脑的特定区域内。脑电图信号会通过无线传输传给一台计算机，最后上传到互联网。

我曾经读过一本科幻小说，这本小说讲述了"脑芯"的故事：未来，所有婴儿自出生的那一刻起，医生就在他们的大脑中植入"脑芯"，通过"脑芯"，所有人终生都能够与其他人进行心灵交流。对于那个时代的人类来说，没有大脑网络的世界简直无法想象，而拒绝接受"脑芯"植入的人将彻底被社会遗弃，他们如同原始人一样活在保留地中，他们的存在将成为人类社会最大的不稳定因素。

这样的情景会成为现实吗？乐观者提出，试管婴儿技术在刚刚出现时也遭受了来自伦理道德层面的抵制，但随着科技的完善、社会的进步与法律的更新，试管婴儿技术已经成为人们普遍接受的技术。将来的"脑芯"也许和手机一样，成为你不可或缺的一部分，与"脑芯"的联结一旦断开，就意味着"死亡"。我们有理由相信，尽管这一技术尚处于起步阶段，但大脑网络最终将成为现实。

最后，我想与你分享电影《阿凡达》中的世界：还记得那棵会发光的灵树吗？在潘多拉星球上，所有物体，阿凡达、动物、植物，都连接成了一个生命体，实现了真正的万物互联。而这个巨大的生命体正是灵树本身，它拥有绝对的智慧，高于银河系中任何一颗星球的智慧。

这让我想起了人类拥有脑机之后的未来。当脑脑互联实现后，所有生命形成了生命共同体，个体的边界消失，我们都将拥有同一个大脑。这个大脑，主动分配所有人做事情。你可能乍一听很震惊，但我恰恰觉得潘多拉星球上那棵灵树，非常有可能就是人类的未来。

我为什么会这么认为呢？因为一个词——"涌现特性"。你可能知道，在复杂系统里，当个体相互协作到一定程度时，就会涌现类似于"1＋1＝3"这种更高层面的特性。

举一个类似的例子，一只蜜蜂能做到的事极其有限，可一旦蜂群协作规模达到一定的数量，协作密切达到一定程度，整个蜂群就会呈现一种更高的群体智慧。

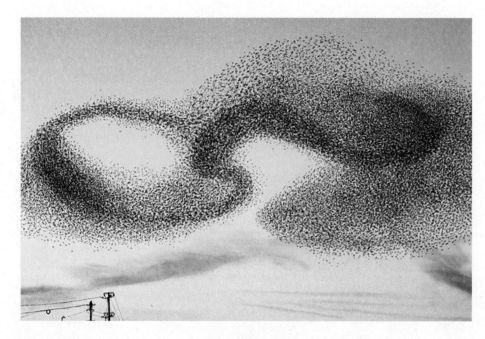

图 7-5　蜂群与涌现

你相信"涌现"的存在吗

凯文·凯利在他的成名作《失控》中提道：

"涌现"是一种非常普遍的自然现象。与之相对应的是日常可见的普遍因果关系，就是那种 A 引发 B，B 引发 C，或者 2+2＝4 这样的因果关系。化学家援引普遍的因果关系来解释实验观察到的硫原子和铁原子化合为硫化铁分子的现象。而按照当时的哲学家劳埃德·摩根的说法，"涌现"这个概念表现的是一种与之不同类型的因果关系。在这里，2+2 并不等于 4，甚至不可能意外地等于 5，在"涌现"的逻辑里，2+2＝苹果。

"对于'涌现'——尽管看上去多少都有点跃进（跳

跃）——的最佳诠释是，它是事件发展过程中方向上的质变，是关键的转折点。"这是英国著名心理学家康韦·劳埃德·摩根1923年的著作《涌现式的进化》中的一段话。那是一本非常有创见的书，书中接着引用了罗伯特·布朗宁的一段诗，这段诗佐证了音乐是如何从和弦中涌现出来的：

"而我不知道，除此（音乐）之外，人类还能拥有什么更好的天赋／因为他从三个音符（三和弦）中所构造出的，不是第四个音符，而是星辰。"

并引用了一个例子——

"蜂群思维"的神奇在于，没有一只蜜蜂在控制它，但是有一只看不见的手，一只从大量愚钝的成员中涌现出来的手，控制着整个群体。它的神奇还在于，量变引起质变。要想从单个虫子的机体过渡到集群机体，只需要增加虫子的数量，使大量的虫子聚集在一起，使它们能够相互交流。等到某一阶段，当复杂度达到某一程度时，"集群"就会从"虫子"中涌现出来。而低层级的存在无法推断出高层级的复杂性。

我们一直无法解释智能的出现，很多人猜想是因为大脑中1000亿个神经元活动的"涌现"，人类才产生了高级智能。那等到每个人大脑都连接了脑机接口，可以随时更新迭代，又彼此互联，每个想法和创意都能迅速蔓延至几十亿的人类群体，那么"涌现"出一个全新的智慧，真的有可能是人类进化的终极形态。

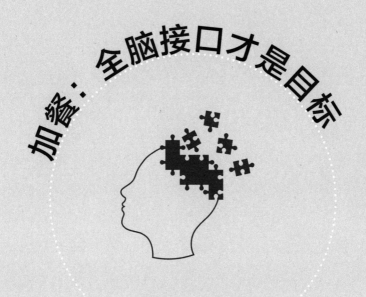

加餐：全脑接口才是目标

第 8 讲

我用了四讲带你爬完了脑机接口这座金字塔，从修复身体、改善精神到记忆移植、脑脑互联，你可以看到脑机接口对人类个体和群体而言的颠覆性意义。

从这一讲开始，我将为你加点料，从我认为的脑机接口技术目前最重要的同时也是最有意思的几个话题入手，比如说科技伦理问题、工程技术与科学理论的关系等角度，为你进一步打开思考的空间。

谈论脑机时，尼科莱利斯教授无疑是"学术担当"，还有一个关键人物也绕不过去，他就是马斯克。一个让我非常好奇的问题是：马斯克曾经多次警告我们要警惕人工智能，为此他坚定地选择了布局脑机接口，他这么做的原因究竟是什么？

只有理解了这一点，你才能真正理解脑机接口技术对于我们的意义。

2020年8月28日下午，马斯克投资的初创公司Neuralink在美国加州总部召开了一场全球瞩目的发布会，马斯克带着三只小猪向亿万名观众现场直播，展示了过去一年Neuralink在脑机接口技术方面取得的最新成果。

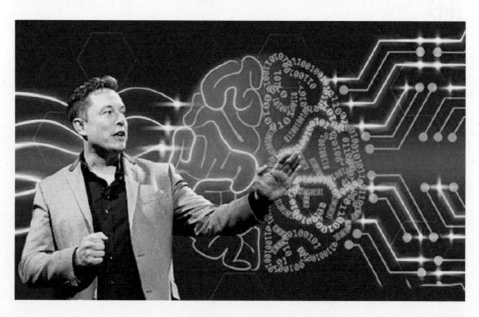

图 8-1　马斯克发布 Neuralink 最新成果

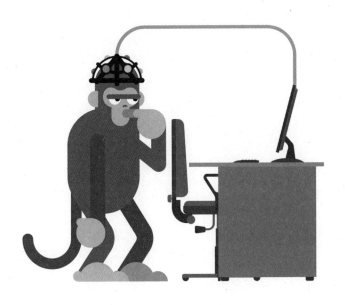

图 8-2　脑机接口技术

一枚硬币大小、可植入颅内的无线脑机接口设备，一个可以自动完成该设备人脑植入的手术机器人，以及颅内植入了该设备的行动自如、可爱蠢萌的小猪。

这一次他们都做了些什么呢？

发布会上，马斯克向全球观众隆重介绍了三只小猪。第一只小猪两个月前接受了一场开颅手术，大脑中被植入了Neuralink公司最新的脑机接口设备。第二只小猪的大脑中曾经植入脑机接口设备，后来被移除了。而第三只小猪的大脑没有植入过脑机接口设备，它是一只

"对照猪"。

现场展示中，我们能直观看到第一只小猪的脑电波，演示人员抚摸它的鼻子时，它的神经开始兴奋。在设备连接的 1024 个电极的作用下，它脑内的电波信号清晰可见。不仅如此，当小猪开始行走时，通过脑电图，研究人员可以准确预测到小猪走路时关节的位置。事实证明，脑电图预测和小猪的实际动作几乎完全吻合。

这就意味着，演示人员已经能够从大脑中获取信息，并进行初步的信息解码。更重磅的新闻是，马斯克透露了一个最新消息：Neuralink 目前已经获得美国食品药品监督管理局的批准，可以对人脑进行实验。

此言一出，怀疑者有之，恐慌者有之，更多的是全球无数网友希望在自己脑袋上"大开脑洞"的呼声。

发布会结束后，一些神经科学家提出了怀疑，认为 Neuralink 对于神经信息编码的研究还非常初步。Neuralink 公司创立时的目标是，实现超大通量的人脑与机器之间的双向信息交互。这涉及从大脑读取数据和向大脑输入指令这两个动作。马斯克主要展示了神经放电可以预测小猪四肢运动能力，而这实际上是业内很成熟的运动信息脑机接口解码技术，从科学意义的层面来评价，没有太大的新意和突破。然而，未来脑机接口技术要真正走向成熟，对神经编码机制的研究不可或缺。道理很简单，不搞清楚大脑的编码，就相当于不理解大脑的"语言"，也就不可能真正实现人脑和计算机之间的通信。

这是什么意思呢？我们首先要明确一个概念：我们能够解读神经信息的含义，不等同于我们能够掌握神经编码、解码的具体机制。

打个不太恰当的比方，有人用《星际迷航》里虚构的外星人阵营——克林贡人的语言跟你交流，你肯定听不懂。但如果他每次说这句话时，都在跟你挥手道别，那你大概能总结归纳出来，这句话是"再见"的意思。

你看，你根本不懂这门语言，但通过"观察—总结"的办法，还是知道了对方表达的意思。而某种意义上，现阶段的 Neuralink 所做的工作差不多就属于这个水平，它可以尝试让人工智能来归纳总结我们的脑电波，再转化成机器语言以达到初步脑机控制。

但是，这时的你即使猜到了克林贡语里的"再见"，距离能用这门语言跟克林贡人交流也还差十万八千里，因为你没有真正学会和理解这门语言。

同理，目前我们只是做到了现象上的"归纳—总结"，并没有真正掌握大脑的语言，即神经信号的编码规律，也就无法用机器写出神经信号了。这就意味着，我们还不能实现跟大脑的沟通。这就是脑机接口的现状，对于神经元的语言、大脑的工作机制，我们根本还没摸到门路。

但这并不妨碍工程师的创新。Neuralink 的最大亮点在于工程师取得了工程技术上的突破。他们开发的脑机接口植入设备体积虽小，但包含的电极通道更多了，达到了 1024 个，这意味着更小的大脑创伤风险，却可进行更多的大脑活动监测。前文中提到，当时脑科学界比较广泛使用的犹他阵列电极最多允许同时装载 128 个通道（电极），可用于测量大脑局部区域中多处神经元的电信号，而 Neuralink 的 N1 芯片同时装载 1024 个通道（电极），大大突破了犹他阵列电极的限制。

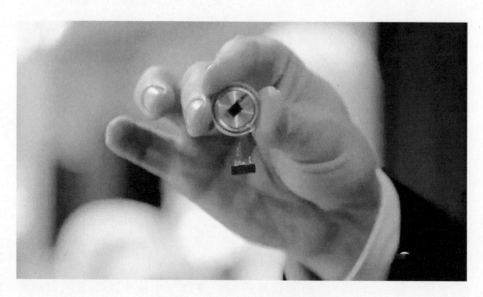

图 8-3　Neuralink 植入的芯片

另外一个亮点就是一个能够在手术中准确避开血管的手术机器人。马斯克表示："我们的希望是使这个机器人能够完成全套脑机接口设备植入手术，包括切开头皮、取下头骨、插入电极、放入设备、完成缝合，然后患者就可以离开了。我们想要的就是这种完全自动化的手术系统。"

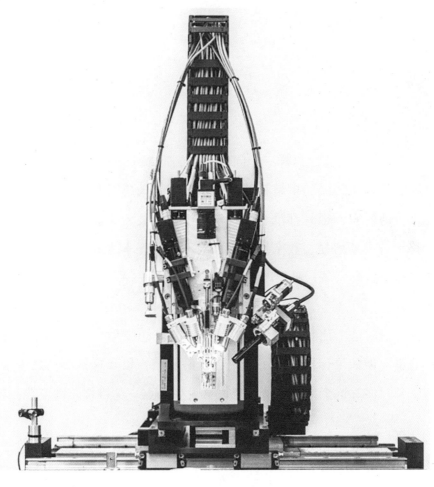

图 8-4　Neuralink 手术机器人

马斯克在发布会上表示，Neuralink 的脑机接口技术在治疗抑郁症、失眠、疼痛、癫痫、失明、失忆、中风等多种神经系统疾病方面具有巨大的潜能。虽然治疗这些疾病可能还是马斯克的畅想，因为目前还没有展开人体实验，人体实验的安全性问题也尚未得到彻底解决，但 Neuralink 团队的这两个工程创新，将大大有助于全球科学家共同实现治疗这些疾病的长远目标。

不知你是否想过这样一个问题：从特斯拉到 SpaceX 再到 Neuralink，马斯克真正想要做的事情是什么？他看不到人类对脑科学的基础研究还十分薄弱吗？根基都没有打好，脑机接口技术又能走多远？至于记忆移植、大脑增强、数字化永生，岂不都是无本之木、空中楼阁？在这时布局这个领域，是个明智的选择吗？

要明白这个比我聪明 100 倍的大脑真正想要做什么并不是一件容易的事，但如果你搞明白了他正在做的事情，以及这件事情之于未来的意义，你对这个世界的认知也许会发生一点"关键性"的变化。

回到本书的开头，为什么我在开篇时让你坐上时空穿梭机来了一场穿越时空的旅行，现在我来告诉你答案：

当我们把视线拉远，从宇宙中俯瞰地球发展史，我们会看见，大自然用 6 亿年进化出了人类的大脑，人类之所以比其他动物要强这么多，除了能够使用工具以外，还有很重要的一点——发明了语言。语言让信息传递跨越了个体和时间的限制，让知识和经验得以一代又一代地积累并传承下去。

但自从语言发明后，人类就一直沿用着这套信息传递的方式，随着科技的发展，载体一直在变，但是像"语言"一样的质变式突破却再也没有出现，和计算机沟通也得用信号语言来承载信息。而脑机接口就是新的突破口，能够让信息传递发生新的质变。等那一天到来的时候，也许人类社会将迎来一个新的飞跃。这或许正是马斯克布局脑机接口的根本原因。他总想做些真正能够改变世界、定义未来的事情。

通常，一个朝阳产业在兴起之前，就像是一堆木头，有生火所需的原料且万事俱备，但就是没有火柴。某种技术上的短板在阻碍着整个行业的起飞。所以，当马斯克创办一家公司的时候，他初期的核心战略通常就是制造这根"火柴"，引燃整个行业，促使全人类为这个事业而奋斗。他相信，这将反过来催生那些改变世界的发展，提高人类拥有美好未来的可能性。

无论是特斯拉还是 SpaceX，它们都是在进军工程领域而不是科学领域。关于这一点，马斯克是这么认为的：就进步而言，工程是限制因素。

换句话说，科学、商业、工业的进步都受制于工程的发展。回顾历史，你会发现这确实有道理：在人类进程中，每一项伟大革命的背后，都是有人从工程层面突破了制造"火柴"的瓶颈。

所以，要理解马斯克到底想要做些什么，你就要想想他正在努力制造的这根"火柴"。

熟悉马斯克的人都知道他习惯于制定远大甚至不切实际的目标，或许他实现不了他所描述的脑机接口的终极未来，正如著名科学家饶毅教授所评价的："这些是可以实现的，前提是时间不是现在，人物不是他（马斯克）。"未来势必会有更多的人才和技术进入相关领域。而人机结合，至少给预防人工智能的威胁提供了一种选择。

马斯克曾无数次告诉我们，建立Neuralink只有一个目标：加快全脑接口时代的到来。

全脑接口是脑机接口在一个理想世界中的样子。这是一个非常超前的概念，你大脑中几乎所有的神经元都能够与外界顺畅沟通。为了达成这个目标，马斯克打造了一个"Neuralink 天团"。让我们来看看这个"天团"最初的豪华阵容。

保罗·梅罗拉：过去 7 年一直担任 IBM 公司 synapse 项目的首席芯片设计师，主导 TrueNorth 芯片的研发。这个领域被称为"神经形态"，目标是基于大脑架构的原则，设计晶体管电路。

瓦妮萨·托洛萨：Neuralink 的微制造专家，世界生物相容性材料领域最前沿的研究人员之一。托洛萨的工作是根据集成电路行业原理，设计生物相容性材料。

马克斯·霍达克："脑机接口之父"尼科莱利斯的学生，正在杜克大学的实验室研究某些尖端的脑机接口技术，同时每周两次横穿整个美国去管理自己创办的"针对生命科学的机器云端实验室"。

徐东进：20 多岁时在加州大学伯克利分校发明了一种先进的新型脑机接口概念——"神经尘埃"，它利用很小的超声波传感器，为记录大脑活动提供了一种新的方式。

本·拉波波特：Neuralink 的手术专家，同时也是一名顶尖的神经外科医生。他还拥有麻省理工学院的电气工程博士学位，所以能够"从可植入设备的角度"来看待自己作为一名神经外科医生的工作。

蒂姆·汉森：被称为"地球上最好的全能工程师之一"。他通过自学掌握了材料科学和微制造方法，并开发出Neuralink将使用的核心技术。

弗利普·萨比斯：加州大学旧金山分校的一名前沿研究人员。通过"结合皮质生理学、计算机和理论建模、人类心理物理学和生理学"，他的实验室开创了脑机接口的新领域。

蒂姆·加德纳：波士顿大学的一名领头研究人员。他的实验室致力于将脑机接口移植到鸟类身体中，从而研究"初级的神经元如何构成复杂的鸟叫"，以及"不同时长下神经活动规律之间的关系"。加德纳和萨比斯都选择放弃终身教职，加入Neuralink团队。

还有一位就是马斯克本人了。他是公司的CEO，也是团队成员之一。出任CEO一职让这件事有别于马斯克最近在做的其他事，Neuralink也因此成为他的重中之重，这种优先级以前是属于SpaceX与特斯拉的。

马斯克的技术知识在团队中是最弱的，但他成立SpaceX的时候也没有很多技术知识，却很快就通过阅读和咨询团队中的专家成了一名火箭科学专家。就他这两年的表现来看，他也许很快就会成为一名神经科学专家。他常常说："没有对技术的充分理解，我认为很难做出正确的决策。"

曾有记者问马斯克，这个团队是怎么组建起来的。他说，为了组建这个团队，他见了 1000 多人；其中一个挑战是，当你所研究的技术涵盖了神经科学、脑部手术、微电子学、临床试验等领域的时候，你需要了解大量各不相同的专业知识，因为这是一个跨学科程度很高的领域，他所寻找的也正是跨学科的专家。

组建这么一个团队没那么简单。从以上的成员简介中你就能看到：每个人都为团队带来了各自特有的跨界组合技能，使得团队整体能够像一个超级专家那样进行思考。

这个"天团"做了些什么呢？

Neuralink 是一家公司，这就意味着它要从事商业活动。Neuralink 要研发制造的产品就是先进的脑机接口设备，有人称之为"微米尺寸的设备"。这就像 SpaceX 利用发射火箭来维持公司的运营，从而得以试验最新的工程研究成果。成员们相信，他们研发的产品既能支撑公司的发展，又能为实际运用创新提供完美的媒介。

马斯克曾经说过："我们的目标是差不多在 4 年之内，上市一些产品来帮助修复某些严重的大脑损伤，例如因中风、癌症或者先天原因引起的损伤。"那么，具体要怎么实现呢？

在今天看来，用蒸汽引擎技术来掌握燃烧的威力是引发工业革命的必经之路。但如果你对一个 18 世纪 60 年代的人这么说，他就不太明白需要克服哪些障碍，什么样的发明创造能带领他们越过这些障碍，或者这些过程需要经历多久。

而这就是我们今天的处境，讨论一项新的、革命性的发明创造就必须从讨论其中的障碍开始。哪些关卡是需要一一打通的？在 Neuralink 这个案例中，有很多这样的关卡。比如说，对大脑认知的匮乏。作为脑机接口技术的基础学科之一，脑科学目前的进展有限，大脑对于人类来说更像是一个还未开启的黑匣子，在这样的前提下，脑机接口技术能达到什么样的高度？对此，马斯克团队有着较为乐观的看法。他们认为，如果与大脑进行有意义的相互作用的前提是了解大脑，那我们就有麻烦了；但即使没有真正明白大脑内部运作的规律，我们也可能解密其中的一些奥妙。

也就是说，能够解读大脑信号是一个工程技术问题，但是了解它的根源以及神经元的组成，那是神经科学家关心的问题。脑机技术要取得进展，我们不必解决所有的科学问题。如果我们能利用工程实现神经元与计算机的交流，脑机接口的部分就算实现了，剩下的大部分工作可以交给机器学习。这就是说，要取得工程方面的进展，我们并不一定要完全了解大脑。

因此，在马斯克的"天团"看来，工程技术瓶颈很可能才是将来最需要突破的障碍。Neuralink 的阻碍来自技术层面，而且还不少。其中两个挑战最大，一旦克服的话，也许能够解决其他阻碍，并彻底改变我们未来的轨迹。

·主要阻碍一：带宽的增长不够快

人类大脑中从未一下子装有几百个以上的电极。谈及真正能够改变世界的脑机接口需要记录多少神经元时，Neuralink团队给出的数字是"100万"。

2020年，这个数字是3000多一点，离100万可以说很远，也可以说很近，这取决于接下来的增长模式。

按照脑机接口的"摩尔定律"，人类能够同时记录的神经元数量以每7.4年翻1倍的速度增长。如果保持这个速度，到21世纪中期我们就会达到100万的目标，到2225年就能记录大脑中所有的神经元，做到对大脑的完全解析。不过，这看上去还是不够快。

·主要阻碍二：充满挑战的无创植入

只要还涉及开颅手术，那脑机接口就不会普及。

Neuralink的目标是，最终的脑机接口植入过程应该是自动化的。在他们的设想中，脑机接口植入应该是自动化的过程，不然就会被有限的神经外科医生数量所限制，费用也会很高。他们希望制造一台像激光矫正仪器那样的机器来批量实施手术。

他们最厉害的突破正在于此，实现脑机接口的高带宽本身就是一件了不起的事，发明一种无创植入接口设备的方法更是如此。而完成这两件事无疑将引发一场革命。

Neuralink发布的无线植入设备在研发过程中经历了无数挑战。这个设备要能够无线发送、接收大量数据，这就意味着它需要解决像信号扩增、模拟-数字信号转化、数据压缩以及感应式充电等问题。另一个问题是生物相容性。精密的电子仪器在胶质的大脑中很容易变得"不好使"，而且大脑也不喜欢自己里面有异物，它会把设备当成入侵者并最终将它包裹在疤痕组织中，让它彻底失灵。

还有体积问题。在就这么点儿空间的颅骨中，你要把这么一个处理100万个神经元的设备放置在哪里呢？如果采用现在的多电极阵列来承载100万个电极，这个设备会有棒球那么大。所以，进一步缩小体积也是一项需要完成的重大创新。

我们假设以上所说的都完美结合在一起，获得一种高带宽、持久、无创的设备，它具有双向的沟通能力和良好的生物相容性，那我们就能同时与100万个神经元来回对话了！

不过事实上，我们并不知道如何与神经元进行交流。要真正学会大脑的"语言"，还要依靠人工智能技术的进步。目前像谷歌翻译这样的弱人工智能，本质上就是基于两部字典，把一部字典中的字词转换为另一部中的字词，而这与真正理解语言很不一样。我们还需要在机器学习上往前走一大步，才能让计算机真正理解语言；而机器理解大脑的语言也同样需要往前迈一大步，因为很显然，人无法自己去学习解析数百万个同时交流的神经元的讯息。

要不是马斯克为脑机接口技术带来这样的高光时刻，公众对它的关注度将远远比不上对AlphaGo的。但马斯克相信，他们还是相对小的一个群体，一旦突破的火花迸发，一切将很快改变，裂变即将发生。随着植入过程越来越简单、成本越来越低，脑机接口带宽将变得越来越大，公众兴趣也会随之增加。而当公众更感兴趣时，人类整体会注意到机会的存在，发展的速度将急速上升。正如计算机硬件的突破带来了软件行业的爆炸式增长，各大行业将纷纷研发先进的设备和智能应用，用于与大脑接口连接。待到21世纪中期，100万个神经元的目标得以实现之后，那时会发生什么？

新兴的脑机接口行业是一场即将颠覆一切的革命的种子，然而它本身并非一个新兴的事物。如果你再次使用"缩放思维"，这次请你后退一步，脑机接口更像是一股持续已久的趋势的下一个重要章节。口头语言过了很久才发展出书面语言，书面语言又过了很久才发展出印刷。然后我们有了电，发展的步调从此大大加快，电话、收音机、电视、计算机……电话成了无线的，接着又变成移动的。再然后，电话和计算机合二为一，成了一种智能设备。从某种意义上说，手机已经是脑机接口的前世代产物，你的大脑已经将它同化为你的身体图式的一部分，且是不可分割的一部分。一天不看手机，对数字时代的原住民来说，那种感受堪比失去一根手指。

现在，我们正处于一个虚拟和增强现实革命的早期阶段，将来我们的眼睛、耳朵也都会被数字世界包围，并且这个数字世界也会很快围绕在我们脑袋四周。然后，它自然就会走到下一步：进入大脑。

这将通过全脑接口的形式发生。相比现在的早期脑机接口，这是一种非常完整、运行顺畅、生物相容性良好且高带宽的大脑接口，在感觉上就跟大脑皮质和边缘系统一样，是你身体的一部分。

我希望这一天能早日到来。

代价：等待我们的是什么

第 9 讲

开始这一讲的时候，让我们首先向中国科幻小说的扛鼎之作《三体》致敬。

　　这是一个大脑结构的全视网，是由解析摄像机拍摄的，三百万个截面同时动态扫描。当然，我们现在看到的这个图像是经过处理的，为了便于观察，把神经元之间的距离拉大了四五个数量级，看上去就像把一个大脑蒸发成气体，不过它们之间突触连接的拓扑结构是保持原样的。

——刘慈欣《三体》

　　《三体》是很多人心目中中国当代科幻小说的"封神之作"。在这部重塑了许多人的宇宙观的巨著中，刘慈欣对"大脑结构全视图"与

"思想钢印"有一段非常精彩的描述，而这其实就是脑机接口的终极形式。

　　三体人在发现了地球的存在之后，启动了对地球的殖民计划。在三体舰队抵达地球之前，他们向地球发送了一颗"智子"，封锁了人类所有可能的科技发展通道，地球从此进入末世时代。为了应对三体危机，地球管理者决定实施"面壁计划"。其中一位"面壁者"希恩斯制订了一个最不具有直接效果的应对三体危机的战略计划：研究人脑机制，通过破解人类大脑的奥秘，提升人类实力。他发明了"思想钢印"，并说服地球管理者向人类大脑中输入"战争必胜"的信念。然而，希恩斯其实是一个隐藏得很深的逃亡主义者，他的真实意图是向太空军部分将领的大脑中植入"战争必败"的信念。在"智子"发动对人类太空舰队的毁灭性打击时，他们驾驶飞船提前逃离。希恩斯认为，在拥有"智子"的三体文明面前，地球人的所有反抗都将是像虫子一般的无谓挣扎，保护人类最好的方式就是逃亡，为人类文明保留下最后一星火种。

　　每次读到这里，我都为刘慈欣的想象力惊叹不已。

　　向人类的大脑植入意念以控制思想是许多科幻作品中常见的情节。电影《盗梦空间》讲述的正是由莱昂纳多扮演的造梦师带领特工团队进入他人的梦境，从他人的潜意识中盗取机密，并重塑他人梦境的故事。电影中有一个非常重要的剧情：特工通过不断深入做梦者的意识中，最终抵达"潜意识"的层级，然后将代表外来信息的"文件夹"放到象征着最隐秘思维和信念的"保险箱"中，最终在现实里让这个做梦者下意识地执行外部植入的理念。

而《三体》对"思想钢印"是这么解释的：当一个信息输入大脑时，通过对神经元网络的某一部分施加影响，让大脑不经思维过程就作出直接判断，相信这个信息为真。书中提到，如果这个命题与事实严重不符，比如是"水有毒"这样颠覆常识的命题，被试可能就会产生迷乱且身体映射出损伤和痛苦。而如果是一些本来就没有明确答案的、依赖于认知倾斜而建立的命题，比如相信人类在与宇宙文明的抗争中一定会胜利的信念，则这些信念一旦建立就会根深蒂固，绝不可能被推翻。由此可见，"思想钢印"的本质是向大脑输入信息，植入信念，以达成思想控制的目的。

需要特别指出的是，《盗梦空间》的"意念植入"与《三体》的"思想钢印"虽然同属"向大脑写入指令"，但二者之间的区别还是很大的。"意念植入"依据的是弗洛伊德的潜意识理论，通过梦境可以潜入一个人的意识深处，然后修改他最深处的记忆或最基本的认知，从而改变他的思想和信念。而"思想钢印"则是直接干扰大脑的神经元连接，使得所有与特定区域相关的逻辑计算都显示同一个结果。也就是说，"意念植入"是心理学层面的，"思想钢印"是生物学层面的；"意念植入"是对"软件"进行修改，"思想钢印"是对"硬件"进行修改。

世界上最具可塑性的就是人的思想。人类一个简单的念头就可以创造城市，甚至可以改变世界。向人脑植入信念与思想曾是神话中才存在的能力，如今科学家让梦想照进了现实。意念植入如此，"思想钢印"更是如此。

在神经科学领域，读取大脑信息和向大脑写入指令是最前沿的研究，也是脑机接口技术要解决的两大根本问题。其中，在如何读取大脑信息、解码大脑的活动这一点上，科学家目前进展较快。人类现有的脑机接口技术已经可以做到用意念来控制机器，如操控神经义肢、轮椅、意念打字设备等。

向大脑写入指令要比读取大脑信息困难得多，而"思想钢印"的本质正是前者。从理论上说，如果特定的信息与特定区域的神经元是一一对应的，那么只要用更精细的仪器找到这种对应关系，就建立了信息与神经元之间的映射；然后把想要植入人脑的信息编码成电磁信号，以此来刺激特定区域的神经元，从而完成指令的写入。这是"思想钢印"的主要理论依据，但"特定的信息与特定区域的神经元是一一对应的"这一前提目前并不是定论。

长期以来，科学界比较认同的就是这种功能分区理论。他们发现，人脑具有不同的功能区域，每个区域专门负责某一类任务，如左脑与逻辑思维有关，右脑与形象思维有关。更细致的划分如某一区域负责视觉图像识别，某一区域负责语音识别，某一区域负责文字处理，等等。人们也根据功能分区理论推进了人工智能的发展。但特定的文字、图像信息是否与特定的神经元精确对应？这就不好说了。

神经科学的最新研究成果也对功能分区理论提出了挑战。这一点，我们在前文中提到过。科学家做过这样一个实验，把幼年鼬鼠的视觉神经和听觉神经分别剪断，然后交叉接合，也就是说，把它的听觉神经接到眼睛上，把它的视觉神经接到耳朵上，神奇的事情发生了——成年后的鼬鼠照样发展出了视觉和听觉。人脑也存在这种情况。科学家发现，婴儿在听到响声时，他的应激反应是全身的，随着年龄的增长，他的应激反应也会集中到局部。这表明，婴儿的部分神经网络是全连通的，只是随着年龄的增长和学习的积累，某些连接才自行断开，形成专用的区域。这显然不是通常意义上的代偿作用（代偿作用指的是某一功能受到损害后，其他功能会相应增强，比如视觉有缺失的人，其听觉会异常灵敏），它恰恰说明了，人脑是一台万能学习机。我们通常认为的大脑专用区域，完全可以用来学习毫不相关的东西。而人脑神经网络的深层结构，远比我们所认为的复杂。

关于"思想钢印"能否真的被制造出来还存有争议，但至少，研究脑机的科学家们相信，类似这样的技术迟早会变为现实。在这一天来临之前，我还想跟你讨论这样一个看起来无关紧要，实际上非常重要的话题——自由意志。

正如我们在《三体》中看到的那样，即便希恩斯描绘了诱人的前景，大家也不愿意接受思想控制。当马斯克发布了脑机接口公司的最新成果时，一群脑洞大开的网友也发出了是否有一天我们都会变成"傀儡"的质问。没有人愿意变成"提线木偶"，理由是"这践踏了人的尊严"。

人的尊严是什么？我认为，人的尊严在于，人的任何决定都出于自我意愿，即自由意志。

但是，我们如何确定我们的行动是起因于自己的意志而不是受了别人的摆布呢？我们如何确定自由意志对自身拥有最高的管理权呢？

美国哲学家希拉里·普特南曾在他的《理性、真理与历史》一书中提出了一个著名的思想实验：缸中之脑。

这个实验假设，把大脑放进一个盛有维持大脑存活的营养液的缸中。脑神经与一台计算机相连，科学家可以通过计算机向你的大脑传递信号，以维持一切正常的幻觉：嗅觉、味觉、触觉、身体感、运动感等。大脑产生的幻觉与你可能经历的真实生活中的各种情景并无二致。请问，你如何确定你现在不是在这种困境之中呢？

你可能也有过这样的经历：当你做了非常真实的梦，还沉浸在梦的情节中时，一阵刺耳的闹铃声唤醒了你，而你一时竟无法分辨自己究竟是在做梦还是已经醒了。

有人会说，真实与虚幻终究是有区别的。我要强调的是，这里所说的虚幻是找不出破绽的，它足够真实，真实到无法区分真实与虚幻，真实到无所谓真实与虚幻。请再好好想象一下，也请你时刻记住这一前提。

电影《黑客帝国》其实正是再现了缸中之脑的设想。在遥远的未来，一台超级计算机统治了世界。人类被豢养在一个个装有营养液的器皿中，成了计算机的生物电池。为了保持生物电池的活性，人的大脑被连接到计算机程序Matrix中。Matrix是一个仿真度极高的虚拟世界，而每颗大脑在这个虚拟世界中扮演着不同的角色，演绎着从生到死的人生。直到有一天，一个叫尼奥的人被告知这个无处不在的世界其实是虚假的，它只是个计算机程序。尼奥选择吞下红药丸回到了真实世界，开始了英勇的反抗，反抗的艰辛显而易见。另一个被唤醒的电池人塞佛在发现真实世界如此糟糕之后，同意放弃反抗，以换取在Matrix中富有的、地位显赫的生活。

当被告知一个世界为真、一个世界为假时，我们会毫不犹豫地选择前者。但请允许我改变一下措辞：在两个真实程度一样的世界中，你是选择过一种穷困潦倒的生活，还是选择过一种锦衣玉食的生活呢？

还记得《发条橙》中的亚历克斯吗？当被强行变成好人之后，他不再承认自己被改造过，而把行善当成了自愿选择。而我们又如何确定现在的自己没有被使用过"思想钢印"呢？进一步说，如果你现在所认为的真实，其实就是一种无法找出破绽的虚幻呢？你不是照样没有排斥它吗？

什么是真实？如果真实是指触觉、嗅觉、味觉和视觉等感官体验，那么真实也不过是神经所接受的电子信号的刺激而已。这样一来，塞佛的选择显然没有什么不对。如果真实只不过是现象性的感官体验，那么它来源于哪里又有什么关系呢？更何况，你所谓的真实，很难确保不是另一种你还未曾意识到的虚拟。

有人说，那些生活在Matrix中的人无法掌握自己的命运，他们经历的每一个场景都是由计算机程序决定的。因此，他们是奴隶，无论他们拥有怎样的自由，那都是幻象。

可是，被禁锢在一个毫无知觉的牢笼中，还能称得上是禁锢吗？如果你对所谓奴役毫无感觉，又怎么能算是被奴役呢？更何况，真实世界中的人所拥有的自由同样是虚幻的。你有不得不做的事，你有无能为力的事，你掌握不了自己的命运，你只能在各种限制条件中，做出有限的选择。

塞佛说："我知道这块牛排并不存在。我把它放到嘴里的时候，Matrix 就会告诉我的大脑，这块牛排多汁而且美味。过了多年的苦日子，你知道我弄懂了什么吗？无知是福。"

我们鄙视这种"无知是福"的观点，但除了鄙视以外，我们并不比塞佛多拥有什么。

到这一步，你已经站在悬崖边上凝视着深渊了。

希恩斯的辩护词里，有一条需要单独拿出来说一下：商业广告和好莱坞文化同样是某种思想控制，既然这些可以被接受，"思想钢印"也应该被接受。由此看来，我们无时无刻不在接受着不同程度的"思想控制"。每天走出家门，地铁站、广告牌、LED屏上显示的信息都在暗示与催眠着我们；每天回到家，网络上、手机上的信息都在试图控制我们，它们像一颗颗诱人的蓝药丸等着你吞服。

你会选择红药丸，还是蓝药丸？

3

这一讲的话题有些烧脑，但问题的本质只有一个：自由意志是否真的存在？

正如《三体》中所揭示的那样，"思想钢印"这样的技术一旦被发明，人类就"已经走到了黑暗的门槛，会直接威胁到现代社会的基础"。今天的人们都相信这一点：现代文明是建立在人类拥有自由意志的观念之上的，自由意志早已成为现代社会不可动摇的基石。但事实上，真的如此吗？

21 世纪的科学发现正在破坏这种"自由主义秩序"的基础，特别是神经科学的发现，更是屡屡对此提出了挑战。越来越多的科学家开始思考这样一个严肃的问题：自由意志真的存在吗？

许多人之所以重视个人自由，是因为他们相信人类拥有自由意志。他们认为，我们的每一个决定既不是命中注定，也不是随机的。虽然人都会受到外部力量和随机事件的影响，但到头来，人人都挥舞着自由意志的指挥棒为自己做决定。正因如此，从小到大，我们被灌输了这样一种价值观：我们要随心而为，做让自己快乐的事。是我们的自由意志让整个宇宙充满意义，他人不会知道你真正的感觉，也不可能预测你会做什么选择，所以你也不该让他人来决定你的爱和欲望。

"人类有自由意志"听起来是毋庸置疑的论断，然而生命科学的最新发现却已经使它不再成立。正如赫拉利在《未来简史》中所指出的那样：

> 自由意志与当代科学之间的矛盾，已经成了实验室里的一头大象，许多人假装专心看着显微镜和功能性磁共振成像扫描仪，而不愿面对这个问题。

18世纪，智人就像个神秘的黑匣子，我们完全不知道它的内部是如何运作的。因此，当有人拿刀把另一个人刺死，而学者想不出原因的时候，一个听起来有说服力的答案就是："因为杀人者自己做了这个选择，用自由意志选择了谋杀；也因为如此，他必须对自己犯下的罪负全责。"

到了20世纪，科学家打开了智人这个匣子，没有发现自由意志，只找到了基因、激素、神经元，它们遵守着与世界其他所有事物都相同的物理和化学法则。时至今日，如果有人伤害了另一个人，想问原因，那么"因为他自己做了这个选择"已经不再是唯一答案了。基因学家和大脑科学家也给出了答案："他之所以会这么做，是因为特定基因构造让大脑出现某种电化学反应，而基因构造反映的是从古至今的进化压力及突变的结果。"

可以说，越来越多的神经科学家开始相信，自由意志并不存在。

如果人的某种怪异行为（如犯罪）可以归结为大脑特定部位的缺陷，那么在科学上，这个人就不应该为其可能犯下的罪行负责。曾经有研究表明，很多（但不是全部）病态杀手的大脑都存在异常。研究人员对他们进行大脑扫描时，发现这些人在看到别人处于痛苦之中时并不会产生同情，而事实上，他们不仅不同情，反而可能从中获得快感。在看到别人遭受痛苦的影像时，他们的杏仁核和伏隔核，也就是控制快乐的中心，会被点亮。我们从中得到的结论可能是，虽然应该把这些人从社会中驱逐出去，但他们其实也需要帮助，因为他们的大脑有问题。在某种意义上，当他们犯罪时，他们的行为并非出于自由意志。

赫拉利也是这么认为的，他相信导致谋杀的大脑电化学反应，可能是生物预设、随机事件或两者结合引发的，而并非"自由意志"。例如，神经元之所以放电，可能是由于生物预设——只要遇到外部刺激便如此反应，也可能是由于随机事件，比如某个放射性原子突然自发分解。但无论原因是哪种，都没有自由意志插手的余地。

"人的选择不是生物预设就是随机。"赫拉利这样认为。二者就像蛋糕一分为二，没有哪一小块属于"自由意志"。所谓的"自由意志"，只存在于故事中。

进化论的出现则被视为对人类拥有自由意志的最大挑战。根据进化论，动物做出的所有选择，不管是选择栖息地、食物还是伴侣，都是基因密码的反映。在基因的支配下，松鼠搜集松果，营造洞穴，挑选健康且生育能力强大的伴侣，本质上这跟人类追求美貌、权力、地位和财富是一样的。只不过人类搜集的"松果"变成了更多的金钱、更大的房子、更好的车子、更英俊或美貌的伴侣以及更多的孩子。

只要扫描人脑，就能在被试自己有所感觉之前，预测他们会有什么欲望、会做出什么决定。正如Neuralink公司所展示的技术：植入一只小猪大脑中的芯片可以捕捉并解读小猪在行走时的脑电波，研究人员通过对脑电波的解码就可以准确预测小猪在行走时的动作。这场发布会令全球亿万观众目瞪口呆，但其实这并不是什么新奇的技术，早在1985年，加州大学旧金山分校的本杰明·利伯特教授就在人类被试身上做过类似的实验。简单来说，研究人员让被试盯着时钟，然后记录下自己决定移动手指的准确时间。使用脑电图扫描，可以记录下大脑做出这个决定一刹那的准确时间。把这两个时间进行比对，研究人员惊讶地发现它们之间出现了偏差，大脑做出决定的时间实际上比人意识到这个决定早了300毫秒。

通过脑电波可以提前预测被试的行为，这一事实曾多次被实验证明。例如，让被试躺进一台巨大的脑部扫描设备中，双手各拿一个开关，随时可以按下其中任何一个。研究人员只要观察大脑神经活动，就能预测被试会按哪个开关，而且会比被试自己感觉到想按开关来得更早。

这些实验证明了一个看起来很荒谬的事实：大脑在人做出决定之前就已经知道这个人要做出什么决定。在人类感觉到自己要做某项决定前，大脑已经启动了指示人类决定的神经，提前几百毫秒到几秒。

看到这里，你还坚信自由意志真的存在吗？

脑科学的研究越深入，自由意志越没有存在的空间。神经科学家普遍认同的一种观点是，人类做出决定是由大脑提前完成的，而无须意识的介入，然后大脑试图掩盖这一点。也就是说，你的大脑欺骗了你，它制造出了一个"自我"的意识，并且让你相信，所有决定都是这个"自我"有意识地做出的。

所有这些似乎都指出，作为社会基石的自由意志是虚构的，是大脑为我们编织的一个故事。

那么，一个更加可怕的问题出现了：我们还是自己命运的主宰吗？

或者我换个问法：所谓"自我"——这个我们视为最珍贵的东西，也许真的只是大脑操控的骗局中的一颗棋子？

假如自由意志真的不存在，那我们还能相信什么？宿命论与决定论？如果所有未来的事件都由物理规律决定好了——根据牛顿的观点，宇宙就像一个时钟，在时间开始之初就按照运动规律不停地转动。因此，所有事件都是可预测的——那么我们所有的行为也都被决定好了吗？如果未来已经提前确定，那么我们所思、所想、所爱、所恨、所追求的一切和所舍弃的一切究竟还有什么意义呢？

如果生物确实没有自由意志，那就意味着只要使用脑机接口或者借助药物、基因工程技术等直接对大脑进行刺激，就能操纵甚至控制人的欲望。

赫拉利介绍了美国科学家在机器生化鼠实验室里所做的研究。

这里的机器生化鼠其实就是一般实验用的大鼠，但有一点不同：科学家在大鼠脑中掌管感觉和奖励的区域植入电极，于是能够遥控这只大鼠。只要稍加训练，研究人员不仅能控制大鼠让其左转或右转，还能让大鼠爬梯子、用嗅觉探查垃圾堆，以及做些大鼠通常不爱做的事情，例如从很高的地方一跃而下。军方和民间企业都对机器生化鼠很感兴趣，觉得它们在许多任务和情境中都能派上用场，比如寻找倒塌建筑物下的受困幸存者，找出炸弹和暗杀装置，或探明地下隧道和洞穴的路线。

对人类被试的实验显示，人也会像大鼠一样被操纵。美国军方早已开始实验在人脑中植入计算机芯片，希望能够治疗患上创伤后应激障碍的士兵。这种疗法并非万无一失，但有部分案例显示，那些一直折磨着他们的空虚和黑暗，就像变魔术一样消失得无影无踪。曾有一位患者抱怨症状在术后几个月复发，让他整个人陷入严重抑郁。经过检查，医生发现了问题的根源：计算机的电池没电了。一换电池，患者的抑郁就又烟消云散了。

截至目前，在大脑本身还是个谜的前提下，所有这些试图操控人们心智的方法都不太稳定，且无法预测。有时它们可以引起幻觉和依附感，但它们无法完全抹去人的记忆，无法使人变得更为顺从，也无法让人违背自己的意志去行动。各国政府、研究机构还会在这方面继续尝试，但所有方法都无法控制人的行为。

脑机接口的出现与进展足以引发人们的担忧和争议。放入大脑的植入物可以帮助我们更好地与这个世界沟通，但它也可以改写我们的愿望，控制我们的肌肉，强迫我们做并非我们"想做"的事情。将来，随着神经科学的发展和脑机接口技术的飞跃，大量用电子开关就能控制行为的技术也会出现，那时，我们该怎么办？

也许我们将变成实验室里那些快乐的大鼠，即使你认为自己依旧是你的思想、意识与身体的主人，你是在追求愉悦与幸福，而且你所做的任何事情并没有违背自己的意志，而实际上，向你的大脑施加的电脉冲只是大脑的骗局，你的身体只是一个名副其实的"提线木偶"，你成了真正的"缸中之脑"。

理论上，这样的"噩梦"在将来的确可能发生。

也许在现阶段讨论这个问题显得为时尚早。脑科学家、神经科学家、生物学家和脑机接口研究人员或多或少会将其视为一种"杞人忧天"的话题。他们觉得这项技术还处在萌芽期，人们还不知道它会怎样作用于人类行为，因此有足够的时间监控它的发展，将来人们可以在法律、技术等各个层面采取安全措施以确保其不被滥用。科学家始终相信，这项技术能够给那些受困于精神疾病的人带来希望，这项技术对人类社会带来的真正影响在于解放心灵，而不是奴役心灵。

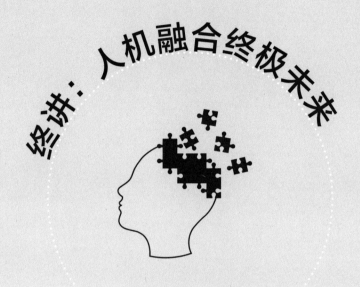

终讲：人机融合终极未来

第 10 讲

最后一讲，我想与你谈谈未来。当人工智能不可避免地来临之际，我们将怎样与这些超级聪明的机器共存？

许多聪明的大脑正在做与马斯克相同的事情。麻省理工学院人工智能实验室前主任罗德尼·布鲁克斯博士认为，人类的出路不难找到，"我们将与它们融合"。

随着机器人科学和脑机接口技术的发展，把人工智能变成我们的一部分，或者把我们变成它们的一部分，已经成为可能。

从某种意义上说，人机融合过程已经开始。目前全球有数万人接受了耳蜗移植，这种人工耳蜗就是最早的脑机接口应用。它能接收来自外界的声音，然后将声波转化为电信号，直接传入大脑中的听觉神经。人工耳蜗在一定程度上可以代替人类的耳朵，它甚至能让你听到人耳听不到的声音。

不仅耳朵可以被替代，眼睛同样也可以。人工视网膜已经是一项比较成熟的技术，它的出现帮助几万名盲人重新"看见"了世界。实现人工视网膜的一种方法是将微小的摄录机装入镜片中，把图像转化为数字信号，用无线的方式传入置于视网膜上的芯片中。芯片激活视网膜神经，把信息通过光学神经传到大脑的枕叶部分。这样，完全失明的人也可以"看见"大致的图像。另外一种方法是把光敏感芯片装在视网膜上，然后把信号直接传给视觉神经，这个设计不需要外部摄录机。

人工耳蜗和人工视网膜迟早会应用在普通人身上。马斯克在2020年8月28日发布了Neuralink的最新成果——硬币大小的能植入脑中的芯片和手术机器人，他的团队已经成功将芯片植入了一只小猪的大脑，这种装置获得了美国食品药品监督管理局认证，对人脑的植入实验很快就能开始。

这意味着通过大脑芯片增强日常的感觉和能力变成了一件可以期待的事情。通过人工耳蜗（当然到时候它可能不叫这个名字）——所有功能都将集中于一块小小的能植入脑中的硬件装置，我们可以听到之前从未听到过的高频声音。也许你可以把调频设置在狗的听力范围之内，感受一下在它们的脑子里这个世界是什么样的。我们已经可以通过夜视镜，也就是红外眼镜看到黑暗中的物体发出的特定类型的光，在正常情况下人眼是看不到这些光的。人工视网膜能轻易启动夜视镜功能，不仅如此，它还能让我们看到紫外线。如果你愿意，你可以进入蜜蜂的视角，它们可以看到紫外线，因为它们要锁定太阳的位置才能飞到花床上。

那会是一个怎样的世界呢？

如果我们掌握了可以让人类大脑与人工智能进行互动的技术，那将会发生什么？

在采访中，尼科莱利斯教授用美妙的语言畅想了人机融合的终极未来。

一开始，大脑与人工智能进行互动可能会成为一种冒险，而我们的大脑可以被重塑。它会逐渐习惯于抓握虚拟的物体、操作计算机、用意念沟通，尤其是与我们最喜欢的"大脑网络"中另外一些有趣的大脑进行自由沟通，这是社交网络的终极版本。英特尔、谷歌和微软都已经创立了它们的脑机部门，几乎所有致力于人工智能开发的优秀的公司都意识到了这一点。这说明，脑机接口的未来并非遥不可及，尽管它面临的主要障碍依旧在于开发非侵入式的方法，以获取脑机接口所需的高分辨率的大脑活动。但尼科莱利斯相信，"克服障碍的方法将在几十年后被找到"。

那时候回过头来看，2014年世界杯开幕式上那套令世人叹为观止的"外骨骼"系统就像一个原始、粗糙、笨拙的儿童玩具。未来的"外骨骼"系统，或许会形似钢铁侠的"机械战甲"，它能让正常人拥有超人般的力量、感受和能力。通过使用意念来控制机器人替身，或者生化人、克隆体等，人类就可以出现在各种遥远的环境中。如今听起来无法想象的事情，未来会显得司空见惯。从海洋深处到超新星禁区，甚至到我们体内细胞内空间的微小裂缝，人类的触及范围最终将追上我们探索未知领域的野心。

设想我们的大脑将完成它史诗般的解放之旅，从它在地球上栖息了几百万年的身体中解放出来，使用双向的脑机接口技术来运作五花八门的工具。它们将在自然造化的微小世界中，成为我们新的眼睛、耳朵和双手。世界是由一团团原子或细胞组成的，我们的身体永远无法进入原子或细胞，但我们的思想却可以畅通无阻、毫不犹豫地进入。我们也许能够远程操控各种形状、各种大小的机器人和飞船，让它们代表我们去探索宇宙中的其他星球，并把奇异的地貌和风景储存在我们的思维触手可及的地方。随着探索中我们迈出的每一步，子孙后代所创造的工具将继续被他们的大脑同化，进一步扩展他们的自我，定义大脑自己的观点。这一切将远远超出我们今天的想象。必须承认，这种想法让我感受到了巨大的快乐与敬畏。这是一种深沉的情感，我猜想它类似于500多年前，葡萄牙的船员在危及生命的漫长旅行结束时，发现自己看到了新世界的灿烂沙滩时所产生的情感。

虽然在编辑的建议下，尼科莱利斯已经尽量避免了自己拉美基因的影响，但他那优美的、冗长的、具有无数个形容词与排比句的"拉美式"英文这时候读起来却有一种史诗般的雄伟与壮丽。在他的指引下，你将同他一起，经历一场对未来的无与伦比的想象之旅。

（以下内容引自尼科莱利斯的《脑机穿越》一书）

我们如何能成功地描绘出人类经历的非凡多样性（正是这些经历构成了我们这个物种独特的冒险之旅）？这个答案可能存在于我们相对性大脑的才能中。

追溯到 1945 年，伟大的数学家哥德尔令科学界为之震惊，他再一次提出了对爱因斯坦广义相对论方程的新解。根据哥德尔的解答，时光倒流应该被视作相对性宇宙中的一个不同而真实的可能性，时空连续体和黎曼几何支配着这个相对性宇宙。然而，尽管时间倒流在数学上是可能的，实际上它却非比寻常。据我们所知，宇宙中并不存在这类经验，除非你将参照框架更换成另一个宇宙、另一个时空连续体，即大脑，在那里，在神经元宇宙的范围内，时间旅行成了一种相当微不足道的经验。如果时间旅行发生在星球的时空架构中，物理学家一定会认为这是惊人的壮举。而我们中的任何人只要在大脑时空连续体的波浪中穿行，只要游过神经元交响乐的音符所积累并小心保存的记忆，便可以实现这一壮举。

如果我在这里描述的未来成为现实，那么稍微再多想象一下，我们便能想到，获得新智慧的人类后代同样会决定穿越人类历史上的另一条卢比孔河，并且为了后世子孙的利益，努力记录人类遗产的丰富性与多样性。我认为，只有通过保存对每个个体人生故事的第一人称叙述，这种无法估量的财富才能被汇聚起来。我们作为凡人的独特叙述会在大脑中存在很短暂的一段时间，然后随着个体生命的结束而永远遗失，这是大自然中罕见的浪费。

我可以想象，一个考虑更周全的未来社会，将"下载"并保存一个人一生的记录，不仅将它当作生命终点的仪式，而且当作对宇宙中其他独特人类生命的最后致敬。此后，这些永恒的记录会像独一无二的珍贵珠宝一样受到珍视。曾经活过、爱过、痛苦过、成功过的数十亿同样独特的心灵，也会得到永生，它们不是被铭刻在冰冷而寂静的墓碑上，而是通过生动的思想、热烈的爱以及忍受的痛苦，而被释放出来。

到那时，可以永久保存思想的奇妙技术和道德盟约，也将可以把这些思想传播到宇宙的边缘，带来终极的解脱和慰藉，这是我们重返母亲的子宫时才会有的感觉。对于遥远的未来，我仍能想象出一个重大的改变，即相对性大脑会被加冕为唯一充满意义并赐福于我们的"上帝"，这是对人类经过远古时期偶然的奇异旅行的公正而恰当的颂扬。大脑不但将现实感与自我感的高超雕塑家以及记忆的忠实守卫容纳其中，还毫不费力地以光速与任何有兴趣的人和事物，在广阔宇宙中的任何地方，分享着人类在一生中创作的交响乐曲！

尼科莱利斯在《脑机穿越》一书中用美妙的文字描述了对未来世界的畅想。脑机接口的最终目的就是将大脑从脆弱的肉身中解放出来。至今我们仍然难以真正相信那个世界会真的到来，正如我们还难以想象意识能够不受我们肉身的束缚而独自存在。我们能够离开终将逝去的躯体，在这被称为宇宙的乐园里游荡吗？

关于这个问题，或许你可以轻易列举出10本具有非凡想象力的文学作品，或者10部精彩绝伦的科幻电影，作家、导演、思想家、文学家、哲学家用文学或者戏剧化的语言对此做过无数次令人惊叹的演绎，人类大脑的想象力与创造力无远弗届。物理学家也不例外，他们严肃地探究了将来有一天意识能散播到整个宇宙中的想法。

纽约城市大学教授、物理学家加来道雄认为，以纯能量的形式探索宇宙的梦想并不违反物理规律。我们最熟悉的纯能量形式，例如激光束，能够包含大量信息。如今，每天有上万亿个电话、数据包、视频和电子邮件等信号由携带激光束的光缆即时传输。"有一天，也许在下一个世纪的某个时刻，我们就能够把我们的整个人脑连接组置于强大的激光束上，将我们自己的大脑意识传输到整个太阳系。再过一个世纪，我们也许能借助一道光束把自己的人脑连接组发送到恒星上。"加来道雄在畅销书《心灵的未来》中描述了这样一种可能。

这道激光束会包含重组一个有意识的人所需要的所有信息。尽管这道光束到达目的地可能需要几年甚至几个世纪的时间，但在乘坐这道激光束的人看来，这趟旅行只是一瞬间的事。从根本上讲，我们的意识被冻结在激光束上，它飞快地经过宇宙空间，而对于我们来说，到达银河的另一端好像就是一眨眼的工夫。

这样，我们就避免了行星际旅行和恒星际旅行的所有糟糕经历。第一，我们不必建造硕大的推进火箭。你只需按下激光的"开"这个按钮就够了。第二，我们不必承受加速进入空间时给身体带来的数倍于g值的过载。我们没有物质身体，故可以瞬间加速到光速。第三，我们不必遭受外太空的各种危险，如流星的撞击和致命的宇宙射线，因为小行星和辐射可以从我们身上穿过，不会带来伤害。第四，我们不必把自己的身体冰冻起来，或者在传统的火箭飞船中忍受长时间的孤单寂寞。相反，我们以这个宇宙中最快的速度穿过太空，时间对于我们是停止的。

这听起来像不像天方夜谭？

我最喜欢的科幻作家艾萨克·阿西莫夫的经典科幻故事《最后的问

题》描述的正是这样一个未来，几十亿年后的人类会在某个不知名的行星上把自己的肉体置于吊舱中，让自己的心灵通过纯能量释放来控制整个银河系。这些替身并非由钢铁或硅制成，而是纯能量生物，能毫不费力地在遥远的太空遨游，饱览过往爆炸的恒星、互相碰撞的星系以及其他宇宙奇观。但无论人类变得多么强大，当他面对宇宙的最终灭亡，即"大冻结"来临时，他仍然会感到无助。在绝望中，人类建造了一台超级计算机来回答这个终极问题：宇宙的灭亡可以被逆转吗？这台计算机如此之大，如此之复杂，它只能存在于超空间中。但它的回答仅仅是：信息不足，无法给出答案。

几个世纪之后，恒星开始暗淡，宇宙中所有的生命都濒临灭绝。但此时，这台超级计算机终于找到了一种逆转宇宙灭亡过程的方法。它在整个宇宙中搜集死亡的恒星，把它们结合成一个巨大的宇宙球，并将其点燃。随着这个宇宙球的爆炸，这台超级计算机发出宣告："让这里有光！"

于是有了光。脱离肉体的人类最终创造出新的宇宙。

《最后的问题》已经有了答案，那么剩下的就是以下问题：

在电波中永生，那是你想要的未来吗？

如果你的意识化为一道永恒的电波在宇宙中漂泊，那是你想要的永生吗？

在写这本书的过程中，我与身边许多朋友聊起了"数字化永生"这个命题。令人讶异的是，他们当中没有几个人真正愿意接受没有躯体的永生，因为我们每个人都明白，我们所有的痛苦、自私、爱恨、欢愉、嫉妒、情仇……无不来自这副终将消亡的肉身。人生如寄，它也只不过是用来寄托我们思想的躯壳，终有一天不得不面临这样的命运时，我们是否真正愿意舍弃？那些令人心醉的感觉——用鼻子闻一朵花香，用双脚踩在细软的沙滩上，用手触摸爱人的手，用身体感受肉体的爱——当这一切都是虚拟的电子信号，尽管你知道它们本来就是一堆信号，你是否真正愿意舍弃？

很遗憾的是，我至今没有遇到过一个人愿意以舍弃肉身为代价换取数字化永生。这让我想起了伍迪·艾伦曾经所说的："我不想通过自己的作品永远活下去。我想要的是永不死去。"

电影《星际迷航》中有这样一个令我印象深刻的情节："进取号"在宇宙航行的过程中遇到一种超智慧生物，他们的文明比行星联盟领先近100万年。早在地球年数几十万年前，这个物种就已经抛弃了脆弱的、终将死去的躯壳，住在由纯能量构成的脉冲球体中。他们的领袖萨尔贡欢迎"进取号"到自己的行星来。柯克船长接受了这个邀请，他非常清楚这个文明拥有能够把"进取号"瞬间汽化的能力，但他并不知道，这种超智慧生物有一个致命弱点，他们虽然拥有先进的技术，但他们没有肉体，他们渴望重新体验肉体的感觉，渴望重新变为"人类"。见到尚未脱离肉体的"低等智慧生物"，这个超智慧生物中的一员动了杀心，他企图占有船员的身体，他想像人类一样生活，而这意味着将摧毁这副肉体所有者的心灵。不久，"进取号"的甲板上爆发了战斗，邪恶的超智慧生物控制了斯波克的身体，船员们开始反击……

为什么我们不想在脱离肉身之外的电波中永生呢？

有一个理论试图解释这一点：如果要在高科技和高接触之间做出选择，我们每次都会选择高接触。例如，现场听演唱会和用耳机听数字唱片，去卢浮宫亲眼看看《蒙娜丽莎的微笑》和在计算机上看高清大图，你会选择哪个？如果不用你出钱，我想很多人都会选择去现场看表演和飞往法国吧！

这就是"洞穴人原理"。因为我们继承了猿类祖先的意识，自第一批现代人类出现在非洲，此后的 10 万年里，我们基本人格中的某些部分可能没怎么改变。我们意识中的一大部分都在意美丽的外表，试图给异性及同伴留下好的印象。这已经成为我们大脑架构的一部分。很有可能在这种基本的猿类意识下，我们与计算机的融合只能是加强我们现在的躯体，而不能完全取代它。

这种原理可以解释为什么有些对未来的预测十分合理却没有实现，比如"无纸化办公"。计算机可以在办公室中完全替代纸质文件，但具有讽刺意味的是，计算机事实上制造出了更多的纸质文件。一个有趣的解释是，这是因为我们是从猎人进化而来的，而猎人需要"猎物的证据"，即我们信任的是具体的证据，而不是那些在计算机屏幕上跳跃的稍纵即逝的电子——好像你一关上计算机，它们就消失了一样。

这几年，越来越多的人开始在家办公、休闲。我们通过视频开会而不需要真正见面聚在一起，我们不一起吃饭、喝咖啡，不去健身房游泳、跳操，不去看电影、逛商场……当我们的一切社交活动都只能在虚拟世界里进行时，我们感到很不舒服。因为我们依旧是社会性动物，我们喜欢与其他人建立情感。视频会议虽然有用，但并不能完全取代身体动作所能传达的全部微妙信息——这一切只能在面对面的情况下才能达到。

正如《中国大趋势》一书的作者约翰·奈斯比特所言："我们引进社会的高科技越多，人们就越想和其他人聚在一起。"

我们希望自己能穿上钢铁侠的"机械战甲"，拥有超于常人的力量、感受和能力，但我们希望脱下战甲时还是拥有自己原来的身体，当然最好永葆健康。我们希望可以输入记忆、提升智商或者增强能力，但我们也希望摘下头盔或取出植入物时，自己还是原来的样子，当然，不妨变得更年轻与好看些。

今天，我们已经有了人工耳蜗和人工视网膜，它们能够为患者带来听觉和视觉。将来，纳米技术也许会提升我们所有的感觉，同时保持我们的基本外形。例如，我们可能会用基因技术、纳米技术和脑机接口技术等来增强我们的"零部件"，制造人体器官。也许会出现人体商店，当旧的身体零件磨损后，我们可以从中选购新的备用零件，而这些零件以及其他提升身体能力的东西都会保持人类的外形。这也许才是我们所期待的未来。

郝景芳在《人之彼岸》一书中说："对于未来，我并不太担心人工智能和人类的全面对抗，也不担心人类文明受到根本威胁，但是我担心人类越来越不重视自身的情感化特征，将自己的一切都划归到数字界，将自己彻底数字化。"

没有任何物种能毁灭我们的精神世界，除非我们自己放弃。这是有关未来我唯一忧虑的事。

数字化永生最大的问题在于：就像天文学把我们解释为在冷漠的

宇宙中飘浮的无关紧要的宇宙尘埃一样，神经科学把我们的意识解释为在神经回路中循环的电信号。但这是真的吗？

我们的讨论始于科学中两个最大的谜：宇宙和心智。它们不仅有着相同的历史和叙事，而且有着相同的哲学和视角，甚至有着相同的命运。

从中世纪的神秘主义向今天的量子物理学过渡的过程中，我们在宇宙中的角色和位置随着每一次科学上的革命而发生重大变化。我们的世界在按照几何级数扩张，这迫使我们改变对自己的认识。

当我仰望群星，或思索地球上的万千生命，对这一历史进程进行审视时，我有时会被两种相互矛盾的情绪所左右。一方面，我觉得在宇宙面前自己是那么渺小。对无垠空寂的宇宙进行遐想的时候，那些无垠的空间中永恒的寂静使我惊恐。另一方面，色彩缤纷的生物多样性以及人类这一生物精妙复杂的存在，更是使我痴迷。

科学，以其探视黑洞和拜访遥远星球的力量，催生了两个涵盖大脑和心智的基本哲学：哥白尼原理和人择原理。科学中的所有事情都可以归结为这两个哲学，但它们本身却截然相反。

哥白尼原理声称，我们在宇宙中所处的地位毫无特别之处。有些好事者将这称为"平庸原则"。迄今为止，每一项天文发现似乎都证实了这一观点。哥白尼"剥夺"了地球作为宇宙中心的地位，哈勃空间望远镜把整个银河系"搬离"了宇宙中心，告诉我们宇宙正在膨胀，它有几十亿个星系。对于暗物质和暗能量最近的发现说明，构成我们身体的这些高等化学元素只占到宇宙中全部物质能量成分的0.03%。根据膨胀学说，我们必须把可见宇宙想象成镶嵌在大得多的宇宙中的一粒沙，而这个宇宙本身也有可能正在不断分裂出新的宇宙。最后，如果弦理论被证明是正确的，那么我们必须接受这样一种可能：即便我们所熟悉的空间和时间只有 4 个维度，我们对宇宙的认知也必须扩大至 11 个维度。我们不仅不再处于宇宙的中心，我们还有可能发现，可见宇宙也只不过是一个大得多的多元宇宙中的一个微小零头。

想象一下这个画面：你进入一个房间，你看到一幅巨大的完整的宇宙"地图"。在这幅"地图"上有一个微小到几乎看不清楚的箭头，上面写着："你在这里。"

一点儿都没错，人类只不过是在星球之间漫无目的游荡着的宇宙碎片。这是哥白尼原理试图告诉你的事情。但是有趣的是，同样一件事情，可以用完全相反的另一个理论来解释，它是一种完全相反的哲学：人择原理。

人择原理认为，宇宙与生命相融合。这个简单的观念有着深刻的含义。一方面，宇宙中存在生命是不容争辩的事实。但宇宙的各种力量只有精确到令人吃惊的程度才能使生命的出现成为可能。物理学家弗里曼·戴森曾经说过："宇宙似乎知道我们的到来。"

这个原理让我们认识到，只是由于有了一套奇迹般的"意外"，生命意识才在我们这个四维宇宙中成为可能。使智慧生命成为现实所需要具备的一系列参数，范围狭窄到荒唐的地步，而我们恰恰就在这么狭窄的一个范围内生机盎然。质子的稳定性、恒星的大小、高阶元素的存在，诸如此类都好像经过了精细设定，使复杂形式的生命和意识得以产生。这种幸运的环境究竟是人为设计的还是意外产生的，人们可以辩论。但要使我们的存在成为可能，必定需要复杂精确的参数调整，这一点无可争辩。

比如，如果太阳的核力比现在强一点点，那么它就会在几十亿年前燃烧殆尽，DNA就没有进化发展的时间。如果太阳的核力比现在弱一点点，那么它一开始就不会燃烧，我们也不可能出现在地球上。

同样，如果引力比现在大一些，宇宙在几十亿年前就会发生坍塌进入大挤压阶段，我们都会在超高的温度下死去。如果引力比现在小一些，宇宙的膨胀速度将会加快，直至到达大冻结阶段，我们都会被冻死。

这种精确性也适用于身体中的每一个原子。物理学认为，我们由恒星尘埃构成，我们周围的原子都是在炽热的恒星中铸成的。严格来说，我们都是恒星的孩子。

但构成人体高阶元素的氢核反应十分复杂，在所有节点上都可能偏离轨道。如果发生偏离，我们体内的高阶元素就不可能形成，DNA和生命所涉及的原子可能根本就不会存在。

正如霍金所说："如果在大爆炸发生 1 秒钟之后的膨胀速度慢了哪怕是一千亿分之一，宇宙就会在达到其目前规模之前重新坍缩……像我们这样一个宇宙能够从大爆炸这类事件中产生出来，其偶然性实在是太巨大了。"

换言之，生命是宝贵的，生命就是奇迹。

智人是生命之树上的一个小树杈。但这个小树杈，无论好坏，都已经在自 5 亿年前寒武纪爆发开始的多细胞生命的历程中发展出全新的属性。我们发明了意识，它给我们带来了《哈姆雷特》，也给我们带来了有巨大破坏性的原子弹。现在，我们终于走到命运的转折点上了。

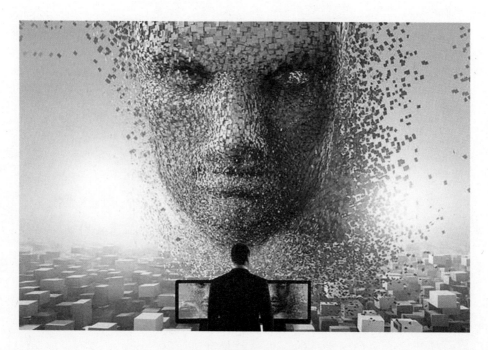

图 10-1 "数字化永生"

后记

我们正站在变革的边缘，而这次变革将和人类的出现一般意义重大。

—— 弗诺·文奇

如果你是图中的小人，站在这里，你会是什么感觉？

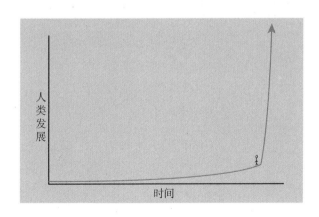

这看上去非常刺激吧？但是你要记住，当你真的站在图中的时间

点的时候，你看不到曲线的右边，因为你是看不到未来的，所以你真实的感觉大概是这样的：

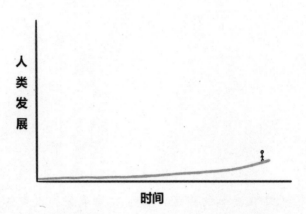

稀松平常。

这是全球知名博主蒂姆·厄本那篇火爆全网的科普文《为什么霍金、比尔·盖茨这些大佬让我们警惕人工智能？》里的两幅漫画，它对我的大脑造成的冲击简直太大了。在"脑联网"还未实现的当下，我只能通过这样的方式分享给你，希望你能接收到我官能体验的 1%。

是的，遥远的未来已来，只是你还看不见。

但有人能看见，有人预测了那个转折点的具体时间，还有人为此深感忧虑。

那个转折点，现在的学术界有个专有名词，叫"奇点"。

"奇点"，英文是singularity，原本指的是宇宙大爆炸理论中所定义的宇宙演化的起点，在这里指的是计算机智能与人脑智能相兼容的那个奇迹时刻。只不过，当这个"奇点"到来时，这次爆炸的不是宇宙，而是超级人工智能。

奇点理论最早是由一个叫库兹韦尔的科学狂人提出来的，他是全球知名的未来学家和发明家，也是"人工智能之父"明斯克的关门弟子。他不仅提出了奇点理论，甚至还大胆预测，奇点将在2045年出现。到那时，机器智能将超过人类的智能，"超级智能"时代将会到来！就像人类会繁殖一样，机器会制造出比它们自己更为智能的下一代机器人，并且这个过程将无限地发展下去。到时候，人类要么与"超级智能"融合在一起，要么就得给它们让路。

2045年？留给我们的时间只有23年了？未免也太危言耸听了吧！

不。不仅如此，这个大胆又精确的预测得到了越来越多科学家的认可。对数百位科学家的问卷调查显示，他们认为强人工智能出现的中位年份是2040年，距今只有不到20年了！

科普一下，科学家把人工智能的发展分为三个阶段，分别是弱人工智能、强人工智能和超人工智能。奇点指的是超人工智能爆发的时刻。

问题是，强人工智能出现了，超人工智能还远吗？

要回答这个问题，请再次允许我借用一下厄本的漫画，他是世界上最有才华的科普作家之一，他的简笔画小人总能在一眼间就捕获我的心：

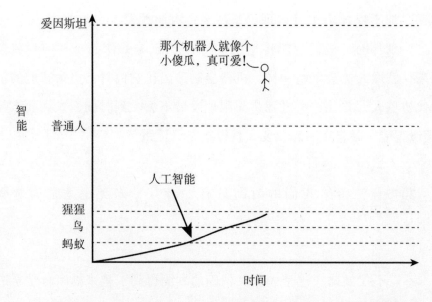

这张图告诉我们，当人工智能开始朝人类级别的智能靠近时，这个过程十分缓慢，从蚂蚁到鸟类再到猩猩，每上一个台阶都无比费时费力，简直跟蜗牛漫步一样。然后，它突然达到了最愚笨的人类的程度（见下页图），我们到时也许会惊叹："天哪！这究竟发生了什么？"

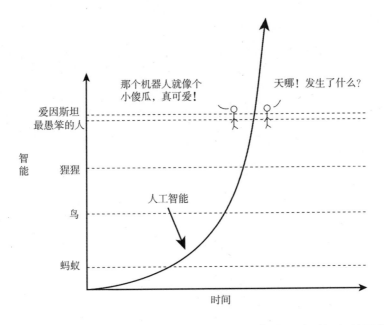

没错，这才是智能发展的真实轨迹——当人工智能达到了傻瓜级别的智能后，它很快就会变得比爱因斯坦更加聪明。

在这之后呢？智能爆炸。

从这里开始，这个话题要变得有点玄幻了。

如果把人工智能想象成一个人，我们给它取个名字叫小A。小A从出生到实现人类智力障碍者智能的水平，要几十年。看上去很弱，对吧？没错，这时候，小A（弱人工智能）对世界的认知相当于一个4岁左右的人类小孩。

别急，接下来才是真正的玄幻时刻。

在此后的一个小时里，小A奇迹般地推导出了统一广义相对论和量子力学的物理学理论。这时候小A（强人工智能）完成了爱因斯坦终其一生都没实现的终极目标。

而在这之后的一个半小时里，小A从强人工智能突变成了超人工智能，智能达到了普通人类的17万倍。

17万倍是个什么概念呢？

抱歉，我用人类的大脑所能达到的智能水平，无法回答这个问题。

这个级别的超级智能不是人类大脑所能理解的。试图去理解超级智能其实是一种徒劳，就像虫子永远无法理解人类世界一样。

恐惧，源于未知。这也是大佬们一再告诫我们要警惕人工智能的原因。

请你做一道选择题：在科技如此发达的今天，除了超级智能，还有什么事情会造成人类灭绝的危机？

• 小行星撞击地球，彗星撞击地球，就像灭绝恐龙那样灭绝人类？
• 变异后的"超级病毒"获得了完美的致命性与传播力，且人类所有疫苗与药物均告失效，它的出现就是为了消灭人类？

- "三体危机"？愚蠢的人类没有听从霍金的警告，向宇宙广播了自己的位置，邀请像三体文明这样先进的地外文明前来殖民？
- 技术性失控，比如出现了能在 3.5 小时内吞噬掉所有地球人的纳米机器人？
- 不经思考就造出了一个人类智能无法想象的超级智能？

前三条在我们物种存在的前 10 万年还没有发生，在接下来一个世纪发生的可能性也不大。后两条就不一样了。牛津大学人类未来研究院院长、思想家尼克·波斯特洛姆有个著名的玻璃球理论。他把人类的发明史比作一个装着玻璃球的罐子，罐子里的玻璃球大部分是白色的，小部分是红色的，只有几颗是黑色的。每次人类发明一些新东西，就相当于从罐中取出一颗玻璃球。大多数发明是有利或者中立的，也就是那些白色玻璃球。有些发明对人类是有害的，比如大规模杀伤性武器，这是红色玻璃球。还有一些发明是可以让我们灭绝的，这就是黑色玻璃球。很显然，我们还没摸到黑色玻璃球，但是波斯特洛姆认为，在不久的将来，摸到一颗黑色玻璃球不是完全不可能的。比如，如果核武器突然变得很容易制造了，那恐怖分子很快就会把我们炸回到石器时代。核武器还算不上黑色玻璃球，但也差得不远了，而超级智能是我们最可能摸到的黑色玻璃球。

从广义上讲，在创造超级智能时，我们其实是在创造一个可能改变所有事情的东西，但是我们对那个东西完全不清楚，也不知道我们制造出那个东西之后会发生什么。"对那个东西完全不清楚"和"它的出现将会改变所有事情"结合在一起时，会发生什么？难道真的可以将人类命运的主动权交给一个视我们如虫子的超级智能，由着它带我们前往"极乐世界"？

"人工智能将是人类有史以来最大的生存危机。"这是一些聪明的大脑最大的焦虑。

现在你理解了吗？为什么霍金会说超级智能会毁灭人类？为什么比尔·盖茨会不理解有人居然不为此担忧？为什么马斯克会担心我们是在召唤恶魔？为什么那么多科学家会说超级智能是对人类最大的威胁？这些预见者非常担心人工智能革命与人类的命运，因为他们看到的是即将到来的可怕未来，一个我们未必能够逃离的未来。

然而，这种担忧并不像在科幻电影里看到的那样：人工智能突然进化出了意识，感受到被欺辱和被奴役的痛苦，于是杀人以复仇。或者超级智能比人类强大得多，它们会像清理虫子一样把人类清理干净……这些聪明的大脑忧虑的完全不是这样的问题。因为人类创造的科幻作品讲述的依然是人类的故事，"正义与邪恶"是人类的概念，"好与坏"也是人类的价值判断。在那些聪明的大脑看来，没有哪个人工智能会像电影里那样变成邪恶的，就算是进化出意识的超级智能，也不会有人类一样的意识。

原因很简单，最有可能的前景是，人工智能既然是数字化生存的物种，他们进化出的"硅意识"将与人类的"碳意识"有着本质上的区别。

我讲个故事，你就能听懂了。

"种土豆"种土豆

有一天，一家小公司开发了一款人工智能产品，这是一个非常简单的人工智能系统，而且它只被输入了一个目标：帮助人类更好地种土豆。刚入职的程序员小王给它取名为"种土豆"，给它上传了一些种土豆的方法，并且创造了一个自动回馈流程：每次种出土豆就跟之前的结果相比较，如果用更少的土地、更少的水种出了更多的土豆，就会产生一个正面评价；反之就会产生一个负面评价。每个评价都会帮助"种土豆"提高种土豆的能力。让小王欣慰的是，"种土豆"种得越来越好了。它不断迭代升级，不断创新，使自己变得更聪明。它甚至演化出了一个新的算法，能让它在同样的时间内种出之前3倍数量的土豆。

很快，"种土豆"受到了土豆种植商的青睐。为了让它更好地服务客户，小王对它的模块进行了一些更新，"种土豆"获得了语音识别和简单的语音回放功能，这样客户就能直接把对土豆的产品要求口述给"种土豆"了。随着"种土豆"语言能力的提高，小王问了"种土豆"这样一个问题："我还能给你哪些你现在还没有的东西，从而帮助你达成你的目标？""种土豆"提出了希望能够进入人类日常交流的语言库的要求，这样它就能更好地了解人类的口头指令了。

小王犹豫了。最简单的帮助"种土豆"的方法当然是直接把它接入互联网，这样它就能扫描互联网上所有的数据。这些资料如果手动上传的话会很麻烦，费时费力。问题是，公司禁止把能自我学习的人工智能接入互联网。这是所有人工智能公司都执行的安全规定。

但是，"种土豆"是公司人气最高的人工智能产品，客户反馈也很好，而且，把"种土豆"连上互联网又能出现什么问题呢？反正随时可以拔网线嘛！无论如何，"种土豆"只被赋予了一个目标，而且其实它还挺笨的，离所谓强人工智能水平都差得远，所以不会有什么危险的。

于是小王把"种土豆"连上了互联网，让它在各种语言库中扫描了一个小时，然后就把网线拔了，仿佛一切都没有发生过一样。

一个月后，大家正在上班，突然闻到了奇怪的味道，小王开始咳嗽，然后其他人也开始咳嗽，最后所有人都因呼吸困难而倒地。5分钟后，办公室里的人都死了。

同时，办公室里发生的事情也在全球各地发生了，每一个城市、小镇、商店、学校、餐馆里，所有的人都开始呼吸困难，然后倒地不起。一小时内，99%的人类死亡；一天之内，人类灭绝了。

而在小王的公司，"种土豆"正在忙着工作——它正和一群新组建的纳米组装器忙着拆解人类尸体，把它们全部重新搭建成土豆。一年之内，地球上所有的生命都灭绝了，唯一存在的就是遍布山河湖海的土豆。

一个超级智能是非道德性的，并且会努力实现它原本被设定的目标，而这也是人工智能真正的危险所在——因为除非有不做的理由，不然一个理性的存在会通过最有效的途径来达成自己的目标。

这个"种土豆"的故事告诉我们，自始至终它的目标有且只有一个，就是小王亲手为它设定的——种土豆。当"种土豆"达到了一定程度的智能后，它会意识到如果不自保就没有办法种土豆，所以去除对它生存的威胁就变成了它的首要目标。它聪明地知道人类可以摧毁它、肢解它，甚至修改它的代码，这会改变它的目标，而这个阻碍它实现最终目标的威胁其实和被摧毁是一样的。这时它会做什么？理性的做法就是毁灭全人类。它对人类没有恶意，只是人的生命在它眼里没有价值，它并没有被设定成尊重人类生命，更何况，"种土豆"还需要资源这个垫脚石。当它发展到能够使用纳米技术建造任何东西的时候，它唯一需要的资源就是原子、能源和空间。这让它有更多理由毁灭人类，因为人类能提供很多原子，它把人类提供的原子改造成土豆就和你切蔬菜做沙拉一样。

一旦超级智能出现，人类的任何试图控制它的行为都是可笑的。

"我们把超级智能的插头拔了不就行了？""我们让它断开与互联网的连接不就好了？""我们试试改写它的程序？"这一切就像虫子对于人类的反抗一样，都是可笑的。

故事讲到这里，你也许会问，要是我们从一开始就设计一个核心的人工智能代码，让它从深层次明白人类的价值，将人类的价值永远放在第一位呢？写代码的小王会告诉你，这事比你想象的难多了，甚至是不可能做到的。

例如，我们要让一个人工智能的价值观和我们的价值观相仿，因而给它设定一个目标：让人们快乐。当它变得足够聪明的时候，它会发现最有效的方法是给人脑植入电极来刺激人脑的快乐中枢。然后它会发现把人脑快乐中枢以外的部分关闭能带来更高的效率，于是人类全部被"改造"成了"快乐的植物人"。如果一开始的目标被设定成"使人类的快乐最大化"，它可能先把人类毁灭了，然后制造出很多处于快乐状态的人类大脑。如果你为一个人工智能设定的目标是让你笑，那它的智能起飞后，它可能会把你的脸部肌肉弄瘫痪，来达成一个永远笑脸的状态。如果你把目标设定成保护你的安全，它可能会把你软禁在家。如果你让它终结所有饥荒，它可能会想："太容易了，把人类都杀了就好了。"如果你把目标设定成尽量保护地球上的生命，那它会很快把人类都杀了，因为人类对其他物种是很大的威胁。

当这些事情发生的时候，我们会大喊："错了错了！我们不是这个意思呀！"但是那时已经太晚了，超级智能是不会允许任何人阻挠它达成目标的。

在此，我想引用波斯特洛姆的一段话来结束这个令人心悸的故事：

> 在智能爆炸之前，人类就像把炸弹当玩具玩的小孩一样，我们的玩物和我们的不成熟之间有着极大的落差。超级智能是一个我们在很长一段时间内都无法面对的挑战。我们不知道炸弹什么时候会爆炸，哪怕我们能听到炸弹的嘀嗒声。

这根本就是一场豪赌。

问题是，这一场豪赌的赌注究竟有多高？

如果超人工智能真的会在 21 世纪达成，而造成的影响真的如大部分专家预测的一样极端而永久，我们肩上就真的是背负着巨大的责任。接下来几百万年的人们都在静静地看着我们，希望我们不要搞砸。我们可以给予未来所有人类以生命，甚至是永生，我们也可能终结人类这个特殊的物种，连同我们所有的音乐、美术、好奇、欢笑以及无尽的发现和发明，一起走向灭绝。

本书写到这里，我有一些奇怪的感觉。

一边是对于我们这个物种的思考，看来我们在这个重大的历史节点上只有一次机会，我们创造的第一个超人工智能也很可能是最后一个。但是我们都知道大部分产品的 1.0 版本都是充满 bug（漏洞）的，所以这个事情还是很吓人的。另一边，人类最聪明的大脑已经预见到了危机的降临，他们正在做点什么——比如说押注在脑机接口这项技术上。他们有能力给这个事情提供足够的预警和前瞻，使我们成功的机会更多。

这就是最后的最后，我们为什么需要从人工智能的角度来看待脑机接口这项技术的原因。它们都建立在脑科学、神经工程学的基础之上，它们诞生于同一个时间点，它们共同经历了几起几落的发展历程，它们最终同我们一起走到了人类命运的转折点。

即将到来的人机大战中，人类打败这个不可能战胜的对手的唯一希望就是成为它，而脑机接口技术，将成为人机大融合的终极手段。

永生，还是灭亡？

当我把上面的问题向尼科莱利斯讨教时，他犹豫了，他说要思考以后再回复我。当我邀请他来工作旅游，最好是工作生活时，他哈哈大笑，说期待那一天。

看来，我们已经站在了命运的奇点上。